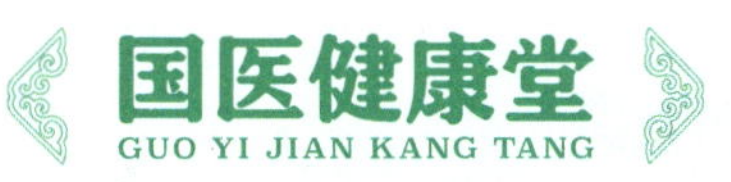

一学就会
八段锦

《国医健康堂》编委会◎主编

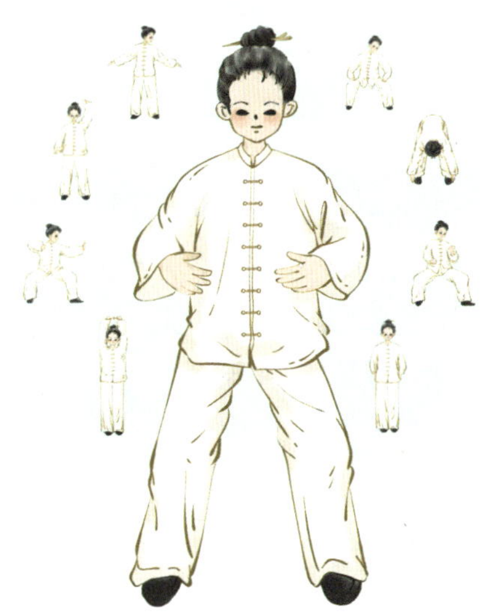

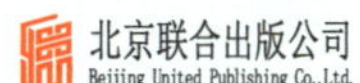

图书在版编目(CIP)数据

一学就会八段锦 / 《国医健康堂》编委会主编. 北京：北京联合出版公司, 2025. 7. -- ISBN 978-7-5596-8501-8

Ⅰ. G852.9

中国国家版本馆CIP数据核字第2025FT7527号

一学就会八段锦

选题策划：日知图书

出 品 人：赵红仕

责任编辑：孙志文

项目统筹：韩 飞

文图编辑：曹营营

装帧设计：周 正

美术编辑：吴金周

北京联合出版公司出版

（北京市西城区德外大街83号楼9层 100088）

北京天宇万达印刷有限公司印刷 新华书店经销

100千字 710毫米×800毫米 1/16 6印张

2025年7月第1版 2025年7月第1次印刷

ISBN 978-7-5596-8501-8

定价：34.00元

目录

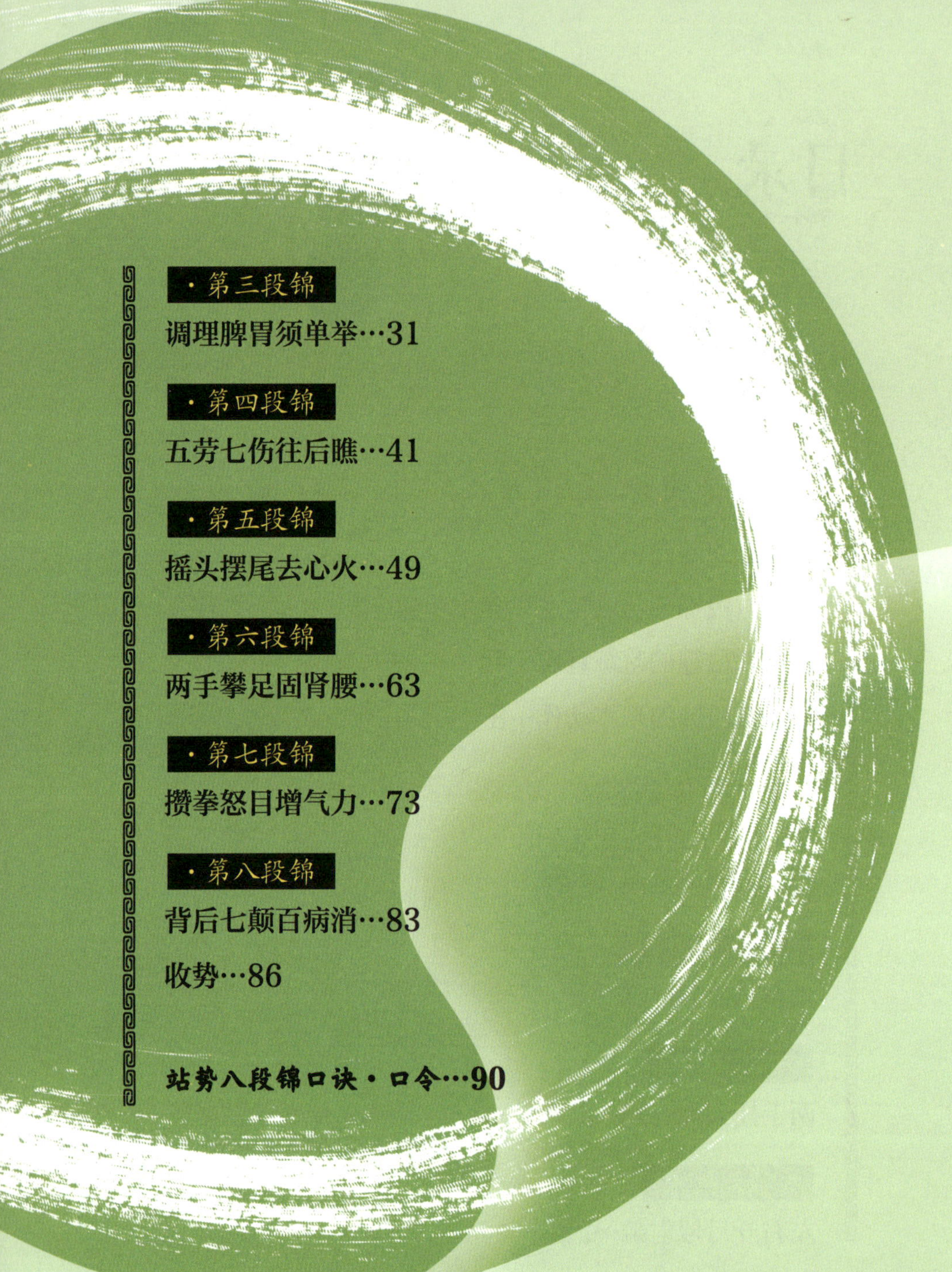

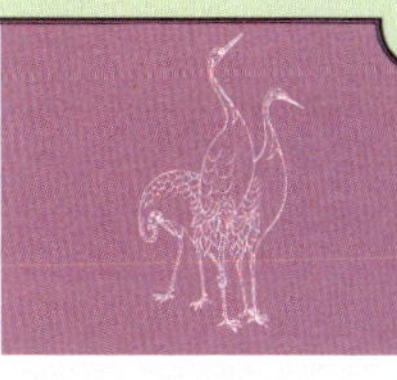

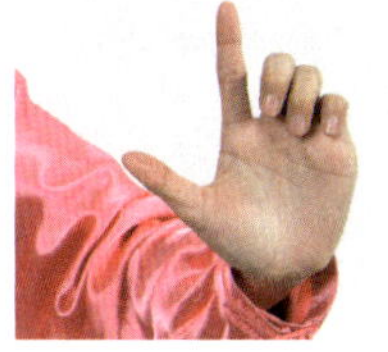

引言

在中国传统养生运动中，八段锦作为我国古代的导引术，以其健身效果显著、简单易行而安全的特点，千余年来在民间广为流传，无疑是中华传统养生文化中的瑰宝。

八段锦动作优美，融“调身”“调息”“调心”于一体，帮助练习者增强体质的同时，改善心理状态。在快节奏的现代生活中，为人们的健康生活提供了一种优质选择。长期习练八段锦能改善神经系统，调节体液功能，加强血液循环，对腹腔脏器有柔和的按摩作用。

本书设有“千年养生八段锦”和“健身气功八段锦”两大板块。前者从历史起源、功法特点等多方面让读者对八段锦有全面认知；后者针对每一段锦，从文化内涵到动作分解细致讲解，理论结合实践，帮助读者更好地理解和掌握。另外，本书的最后提供八段锦练习口诀口令，方便读者在练习过程中对照记忆，使习练更加精准、高效。希望通过本书，能满足广大八段锦爱好者的健康养生需求。通过练习八段锦，在传统养生文化中滋养身心，拥抱健康生活。

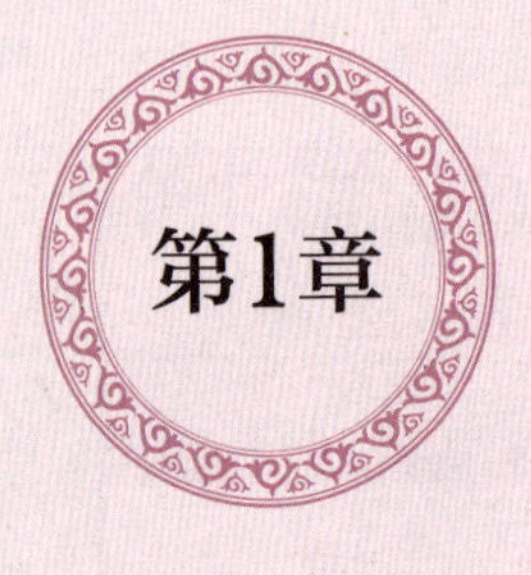

第1章 千年养生八段锦

传说，八段锦始创于北宋，历经千年而经久不衰。古人把这套动作比喻为“锦”，意为动作舒展如锦缎般优美、柔顺，为国术精华之集“锦”。

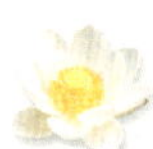

八段锦的起源和发展

八段锦的悠久历史

八段锦，由八节动作组成，又因其动作古朴优雅，所以得此名。八段锦并不是一种拳术，而是一种内功养生健身功法，由《易筋经》天门第三节“千把攒”演变而成，大约形成于12世纪。八段锦分为站势八段锦和坐势八段锦。站势八段锦又称武八段，多为马步势或直立势，俗称北派，多适合青壮年与体力充沛者习练；坐势八段锦又称文八段，多用坐势，注重凝神行气，适合年老体弱者习练。

八段锦是一种十分优秀的传统健身功法，它不仅简单易学，而且历史悠久，流传广泛，深受人民群众的喜爱。在东晋许逊的《灵剑子引导子午记》中，有关于八段锦锻炼方法的记载。但最早出现八段锦之名的是宋代洪迈所著的《夷坚志》一书。因此大部分人认为八段锦是在宋代时编创的。

实际上，对于八段锦的起源历来说法不一。有史料记载，健身气功八段锦的起源可以追溯到远古时代。四千多年以前，中原大地洪水泛滥，百姓深受雨水潮湿的侵害，筋骨萎缩而不健壮，气血瘀滞而不通。

这时，古代先民创编了“舞”，用来摆脱这些疾病的纠缠。这种“舞”后来就逐渐演变成导引术，其

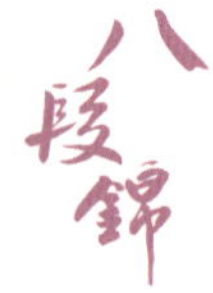

中很多动作与八段锦相似。还有其他史料记载，八段锦是因抗金名将岳飞见当时宋朝兵将远离家乡，士气低落，为了加强体能、提高士气，于是命一位姓牛的将军拟定一套功夫，集体操练。此套功夫由八个动作组成，故称“八段锦”。

其实，直到今天，八段锦究竟为何人、何时所创，尚无定论。但可以得知的是：八段锦是历代养生家和习练者共同研究、编创而成的，是古人智慧和劳动的结晶。

八段锦能达到相当好的健身祛病、增智开慧的效果，而且安全可靠，简单易学，适合于男女老少各种人群。新中国成立后，党和政府对民族体育事业高度重视，于20世纪50年代后期，先后出版了唐豪、马凤阁等人编著的《八段锦》。随之，习练八段锦的群众逐年增加，到20世纪80年代初，八段锦作为民族传统体育项目进入了大专院校，这极大地推动与发展了八段锦的理论与内涵。及至今日，八段锦经过更为细致的研究和修改，已成为普通老百姓的养生健身法，并日趋大众化。

不同类型的八段锦

◆依习练形式分

按照习练形式，八段锦分为站势八段锦和坐势八段锦。顾名思义，两者的主要区别在于站立和静坐。

站势八段锦在其发展演变过程中，无论哪一时期、哪一流派，始终没有脱离以形体锻炼为主的功法特点。它通过对肢体的运动，从而达到强壮筋骨、增强脏腑机能、疏通经络、调和气血的功效。站势八段锦的流传及应用比坐势八段锦更为广泛，影响更大。

◆依地域划分

八段锦依地域划分可分为南、北两派。南派多以站势动作为主，且行功时动作柔和缓慢，刚柔相济，后又分化出一种坐势八段锦；北派多以蹲马步为主，动作以刚武有劲为主。实际上，无论是南派八段锦还是北派八段锦，在功法上没有显著区别，只是精、气、神的贯注“点”不同而已。

依功能划分

八段锦按照功能可以划分为健身八段锦、祛病八段锦及养生八段锦三类。其中，健身八段锦与少林寺的僧拳有关，练功的着重点在于壮力；祛病八段锦即坐势八段锦，它的每一个动作针对不同的病症，对应着身体的五脏六腑，因此，具有很好的祛邪、祛疾功效；而养生八段锦与以上两者都不同，其根本目的或宗旨在于增进健康，延年益寿，其动作简单，方法易记，流传较广，而本书所讲的也正是养生八段锦。

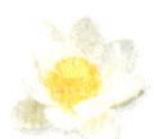

站势八段锦的功法特点和养生功效

站势八段锦的功法特点

动作

八段锦是以肢体运动为主要特点的导引术，它通过肢体运动强壮筋骨，调理脏腑，疏通经络，调和气血，从而达到强身健体的目的。其功法特点主要表现为："势"正"招"圆。整套动作看似横平竖直、柔和缓慢，却方圆相应、松紧结合。八段锦的每段中均体现了这一风格。如"左右开弓似射雕"一式，两手自胸前开弓至两侧，再由两侧弧形下落，动作以横平为起点，以半圆为路径，在方正中体现开弓时的抻拉之力和回收时的松柔之美。八段锦的功法特点是在动作进入熟练阶段后，自然而然进入的一种求松静、分虚实、讲刚柔、知内劲的状态。在初学阶段要掌握每一式的动作要领，先求动作方整，再求动作圆活；先体会柔和缓慢，再体会动静相兼。

呼吸

八段锦在练习时采用逆腹式呼吸，同时配合提肛呼吸。具体方法是：吸气时提肛、收腹、膈肌上升；呼气时膈肌下降、松腹、松肛。与动作结合时遵循起吸落呼、开吸合呼、蓄吸发呼的呼吸原则。在每一段主体动作中的松紧与动静的变化交替处采

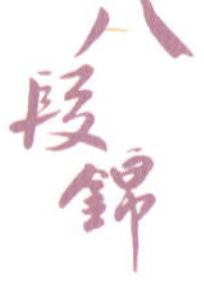

用闭气。如“两手托天理三焦”一式，两手上托时，吸气；保持抻拉时，闭气；两手下落时，呼气。在动作的初学阶段，要以自然呼吸为主，不要刻意追求呼吸的细、匀、深、长，不要刻意追求呼吸与动作的配合，不要让呼吸成为心理负担，以免出现头晕、恶心、心慌、气短等现象。要因人而异，量力而行，动作与呼吸的配合要顺其自然，在循序渐进中进入不调而自调的状态。

意念

练习八段锦时意念活动不是守一，而是要意想动作过程。不同的习练阶段，其意念活动也是不一样的。在练功初期，意念活动主要在动作要领和动作规格上，这一阶段动作要正确，路线要准确；在功法提高阶段，意念活动主要在动作的风格特点和呼吸的配合上，要不断改进和提高动作质量，肌肉感觉由紧到松；在功法熟练自如阶段，意念活动随呼吸、动作的协调而越来越自然，做到形与神和，意与气和。在松静、愉悦的心理条件下，在似守非守的意念活动中，解除各种紧张状态，做到功法自然流畅，从容自如。

站势八段锦的养生功效

八段锦不仅动作优美，而且可以祛病保健，它是由八节不同动作组成的一套医疗康复体操，也是一种较好的体育运动。

动作柔而缓

八段锦柔而缓的运动方式可以让身体充分放松，使人体自身的调节功能发挥到极致，因此有利于身体健康。它能使全身筋脉得以舒展，经络得以顺畅，从而达到柔筋健骨、养气壮力的功效。现代研究也已证实，通过练习八段锦，人体血管弹性明显改善，心肌收缩更加有力。

◆动作松紧结合

练功时要做到松中有紧、紧中有松。松是贯穿整个动作的，而紧只是一瞬间。这种松紧的动作要配合协调，且要频繁转换，这样不仅有助于调节机体的阴阳协调能力，还能达到关节润滑、气血流通、强筋壮骨的作用。从现代科学的角度观察，八段锦是一种小负荷运动，对神经系统、心血管系统、消化系统、呼吸系统及运动器官都有良好的调节作用。

◆基础姿势——站桩

站桩是气功中最常见的调身手段，是一种很好的健体方式。俗话说："人老腿先老。"站桩能够促使下肢肌肉、筋腱规律性地蠕动，从而达到回流血液和布散经气的功效。坚持适量的站桩既可以提高腿部的力量和平衡能力，又可以延缓衰老。研究结果表明，站桩能达到"体外反搏"，加速下肢血液回流到躯干和头颈，从而使心、脑、肾等重要器官的血液循环增强，达到预防心脑血管疾病的功效。

◆锻炼的中心部位——脊柱

习练八段锦时要做到重心上、下、左、右不断转换，并力求身体平衡，动作连贯相随；同时要求所有动作需通过一个中心——脊柱来指挥，也就是说，要由腰脊运动来带动全身。脊柱具有支撑身体、保护内脏的功能。由于所有支配肢体脏腑的神经根都在脊柱两侧分布着，因此脊柱又有人体"第二生命线"的美称。八段锦通过对脊柱的拉伸旋转，刺激疏通任、督二脉，从而起到整体调节、锻炼全身的效果。

◆中小强度的有氧运动

小强度锻炼是八段锦健身养生的一个重要特色。唐代名医孙思邈曾在《备急千金要方》中提到："养性之道，常欲小劳，但莫大疲及强所不能堪耳！且流水不腐，户枢不蠹，以其运动故也。"从古至今，因过度运动

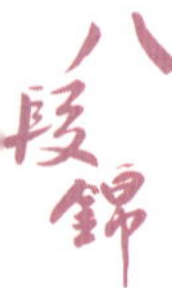

导致疾病的比比皆是，积劳成疾。因此，适度的运动有利于身体的健康。在蒲虔贵所撰的《保生要录》中也记叙了“小劳”的功效：“事闲随意为之，各数十过而已。每日频行，必身轻、目明、筋壮，血脉调畅，饮食易消，无所壅滞。体中小有不佳，快为之即解。”这说明了只要坚持练习，就能达到保健的功效。八段锦正是这样一种运动量适中的“小劳”之术。

总之，八段锦除有强身益寿作用外，对头痛、眩晕、肩周炎、腰腿痛、消化不良、神经衰弱诸症也有防治功效。现代人每天工作紧张、缺乏锻炼，经常会感到四肢无力、腰酸背痛、精神不佳，如果坚持习练八段锦，工作效率会大大提高，精神为之大振。

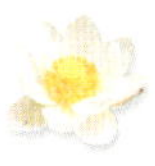

站势八段锦的习练宜忌

宜忌

（1）练功衣要宽松，不能穿紧身服、高跟鞋之类的，且练功阶段要注意补充营养。

（2）练功中和练功后，要避免风吹日晒，更不要冷水洗浴。

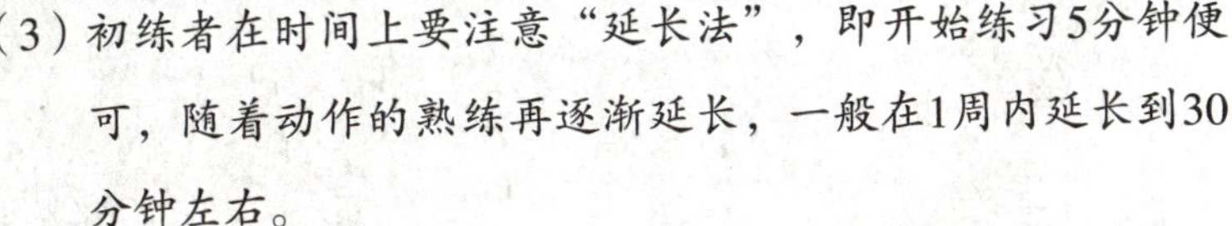

（3）初练者在时间上要注意“延长法”，即开始练习5分钟便可，随着动作的熟练再逐渐延长，一般在1周内延长到30分钟左右。

（4）如果有患病或发热、出血、外伤等情况，暂停练功。女性在月经期不宜练功。

（5）如练功中出现头晕、恶心等现象，马上暂停练功。尤其是年老或体弱多病者更要注意时间的调节。

（6）收功时要慢慢进行，先散步1～3分钟，要轻轻活动筋骨，按摩头面，且收功后不宜立即干重体力活。

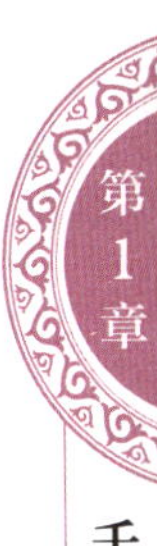

手型

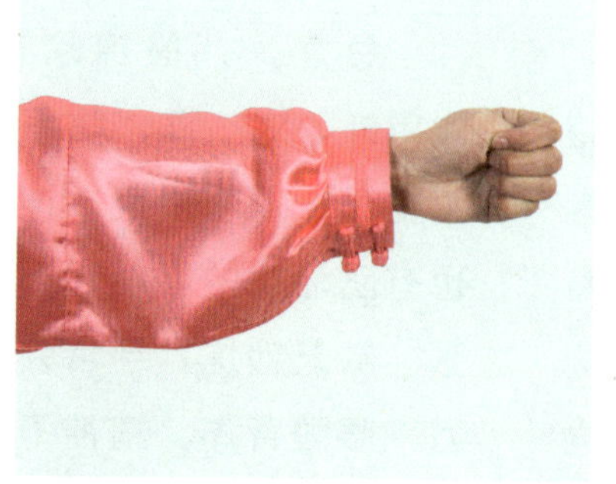

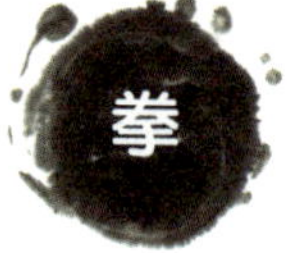

用大拇指抵掐无名指根部指节内侧，其余四指弯曲收于掌心。

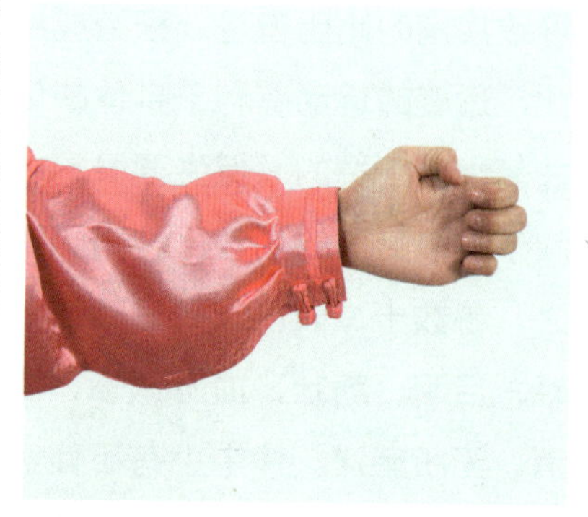

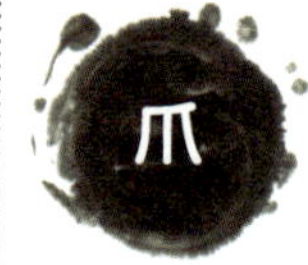

伸直手腕，五指并拢，大拇指第一指节、其余四指第一、二指节屈收扣紧。

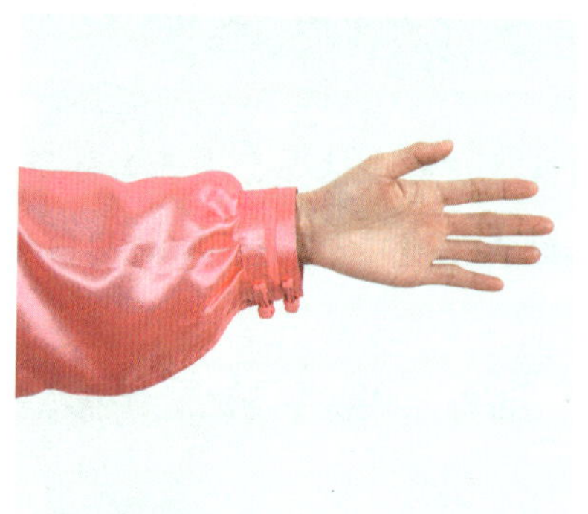

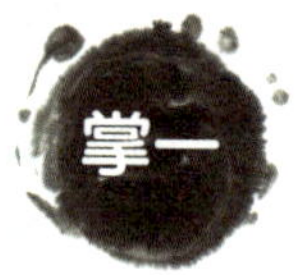

五指稍分开，微屈，掌心微含。

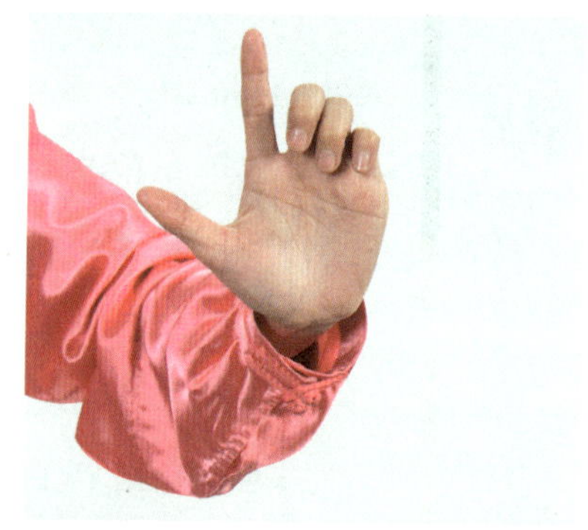

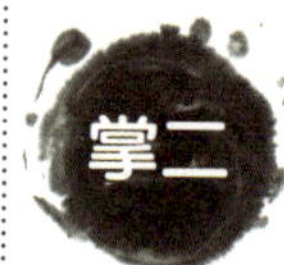

拇指与食指分开成八字状，食指竖起，其余三指第一、二指节屈收，掌心微含。

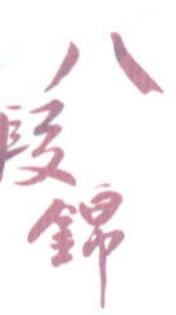

步型

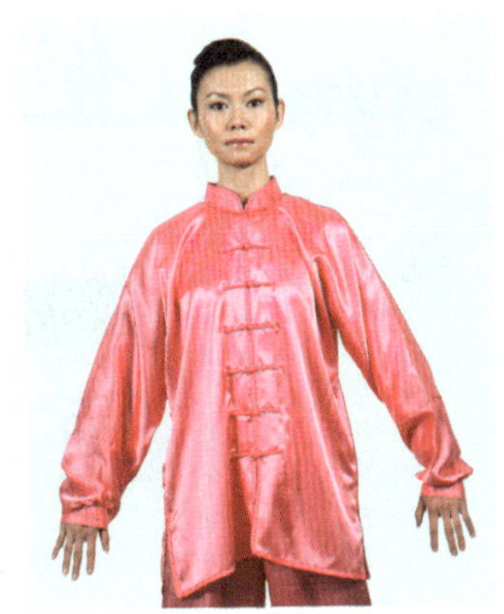

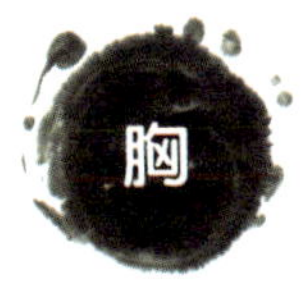

含胸拔背。练拳时胸不可前挺，要明显内收，而且松舒自然。拔背是脊椎有放松拔长之意。

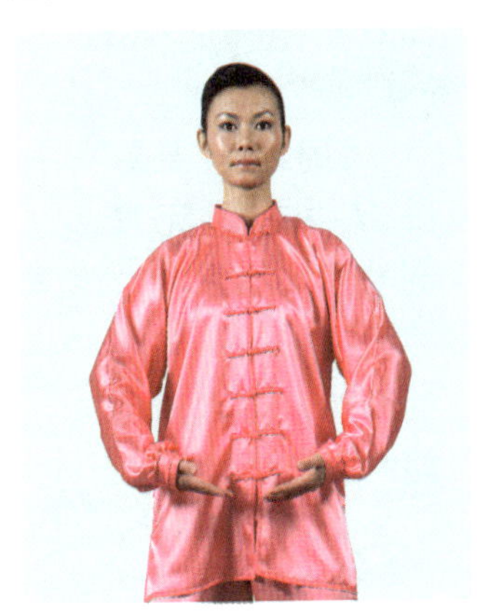

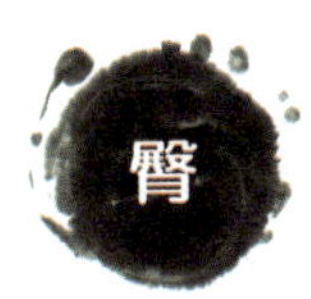

臀部要收敛。不可突出或者左右摇摆，腰脊意向下，尾骨向上翻，小腹松舒自然，使尾间保持中正。

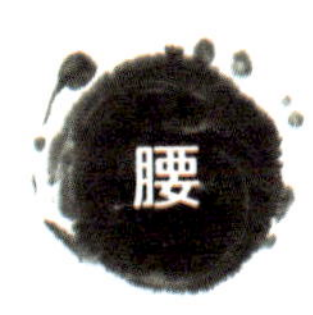

八段锦对腰部的要求是：松、沉、直。“松”是为了气沉丹田和转动灵活；“沉”是为了气不上浮，下肢稳定有力；“直”能使脊椎骨节松舒，有上下拔长之感，使转动时能够保持中正安舒，同时腰脊椎骨有后撑之意。

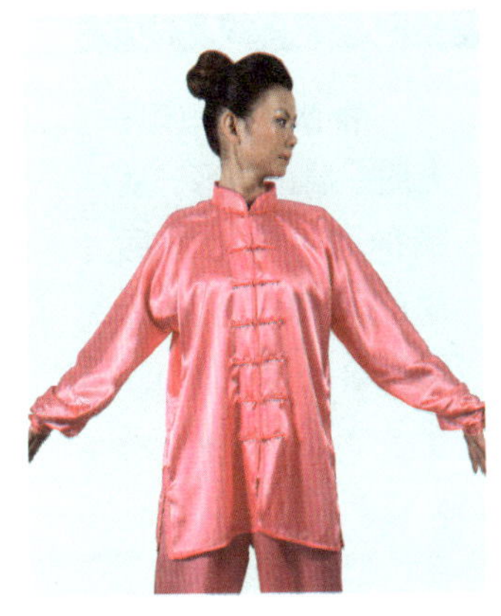

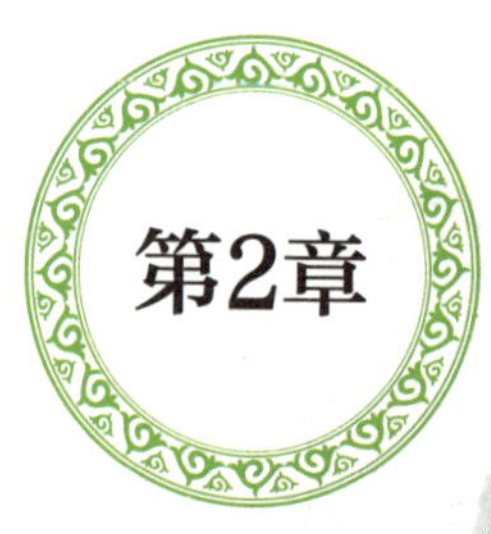

第2章 健身气功八段锦

· 站势八段锦

预备势

无极桩

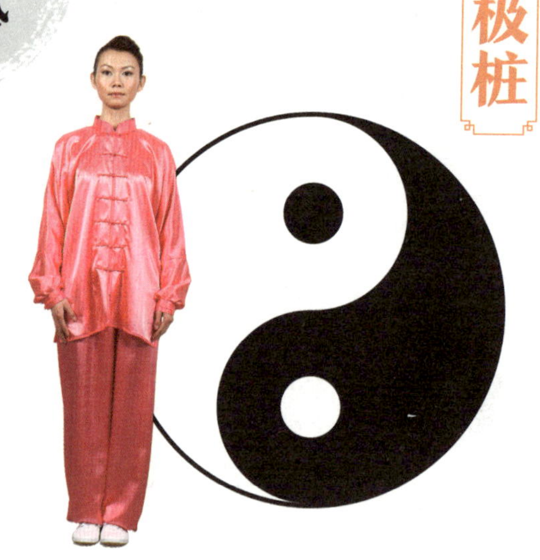

文化内涵

《周易·乾卦》卦辞中有“元亨利贞”的说法。“元”象征着事物的开始，蕴含着慎始的含义。

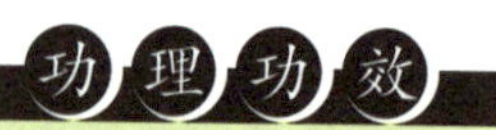

功理功效

静心宁神，调理五脏，端正身形，从精神和身体上为后面的习练做好充分的准备。

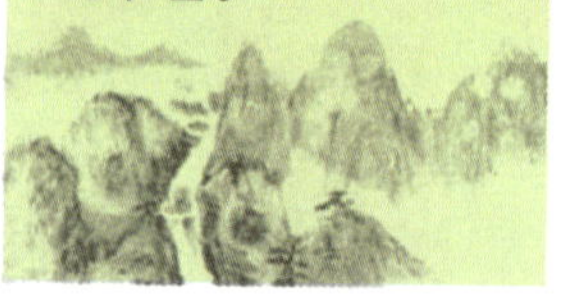

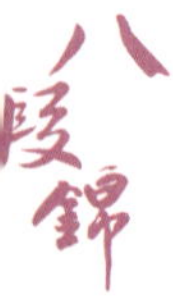

无极，无左右，无前后，无虚实。在无极桩中，身体像一根棍站在那里。

练习提示

预备势里的并步站立，也叫无极桩。别看这桩法简单，在功法起始、收尾及动作衔接时，可都离不了它。不少初学者觉得没必要专门练，其实它既能帮你端正身形，还能让身心快速进入练功状态。每次站2到3分钟为宜，多练几次效果更佳。

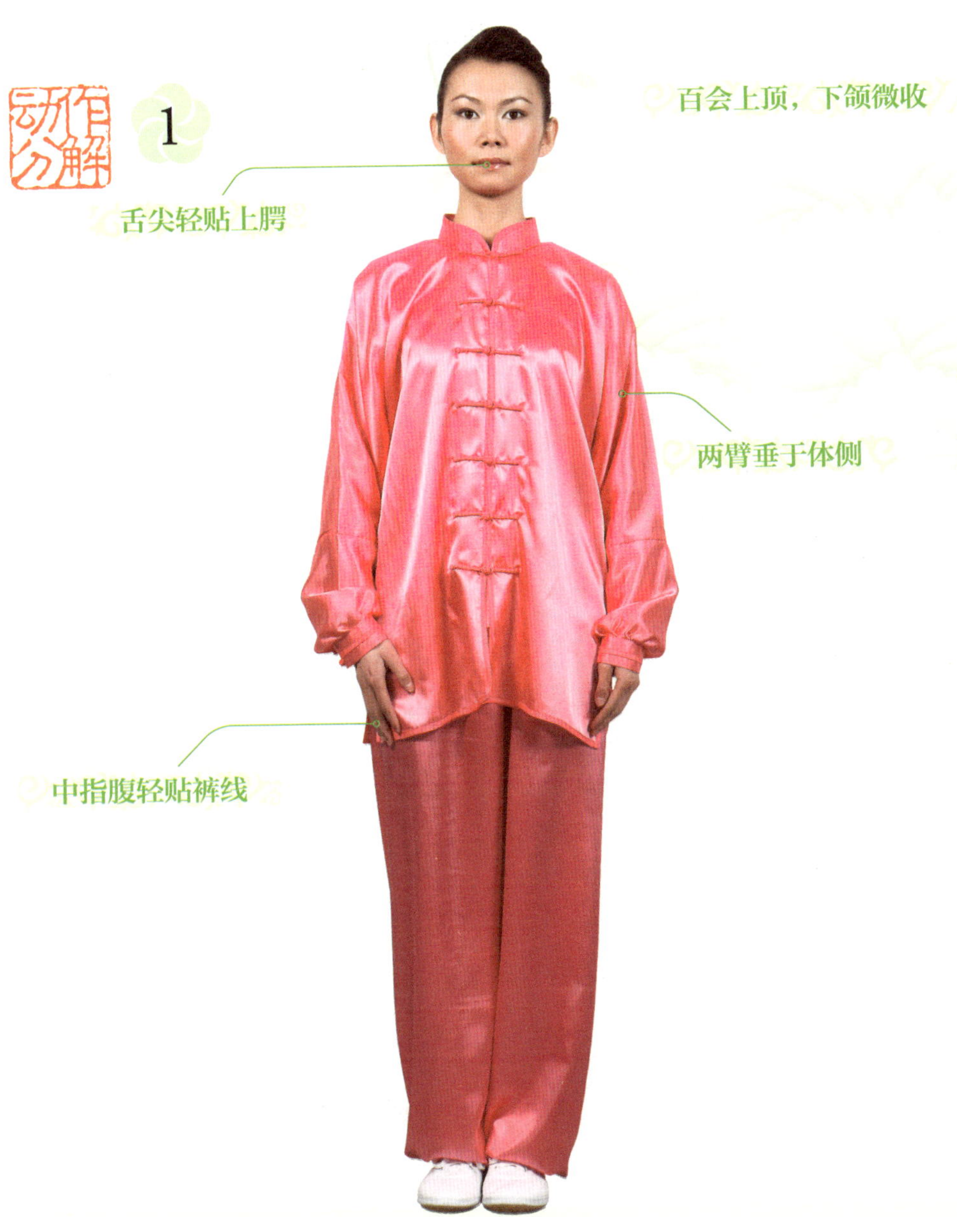

动作说明

两脚并步站立，两臂两脚并步站立，两臂垂于体侧，目视前方。

2

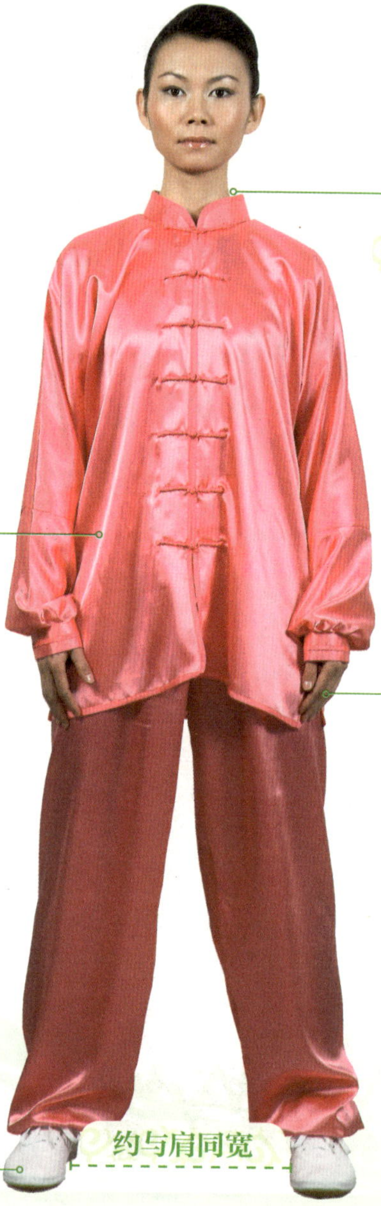

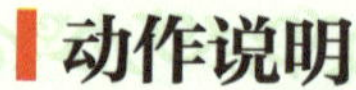

动作说明

松腰沉髋，身体重心随之移至右腿，左腿向左侧开步，约与肩同宽。

3

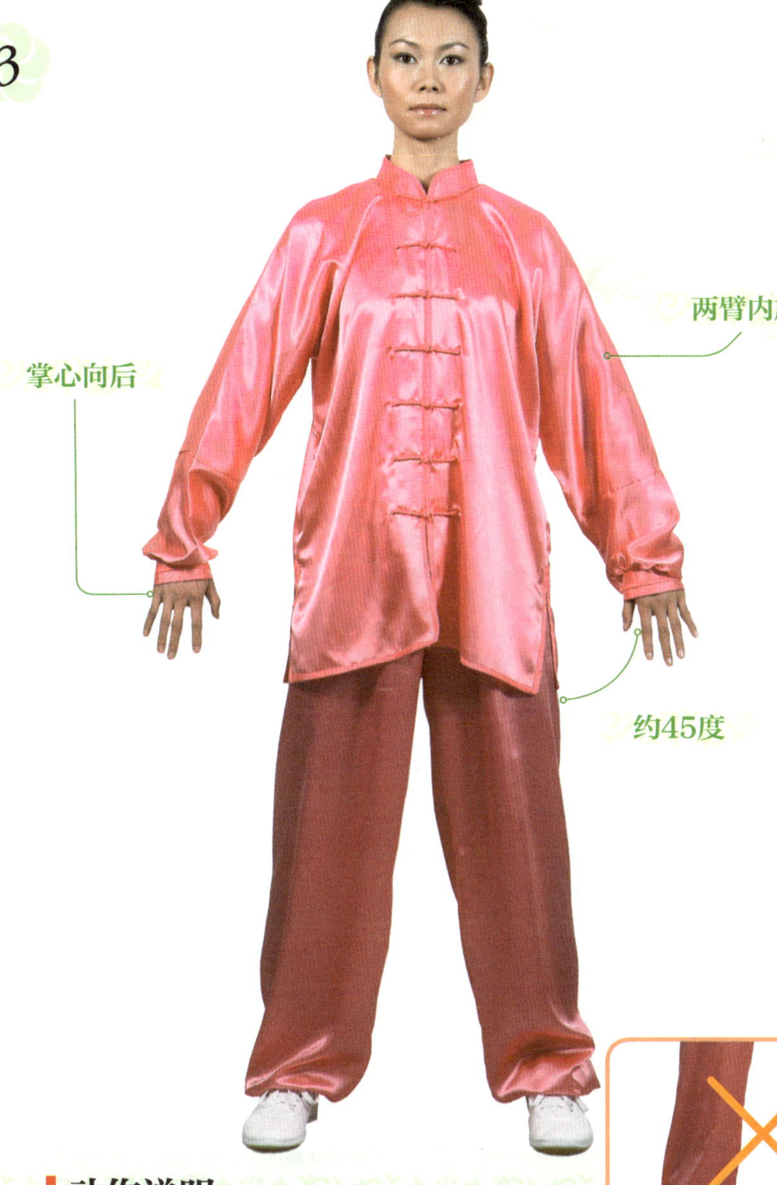

动作说明

两臂内旋，双掌分别向两侧摆起，与髋同高，掌心向后。

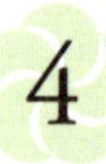

抱球桩

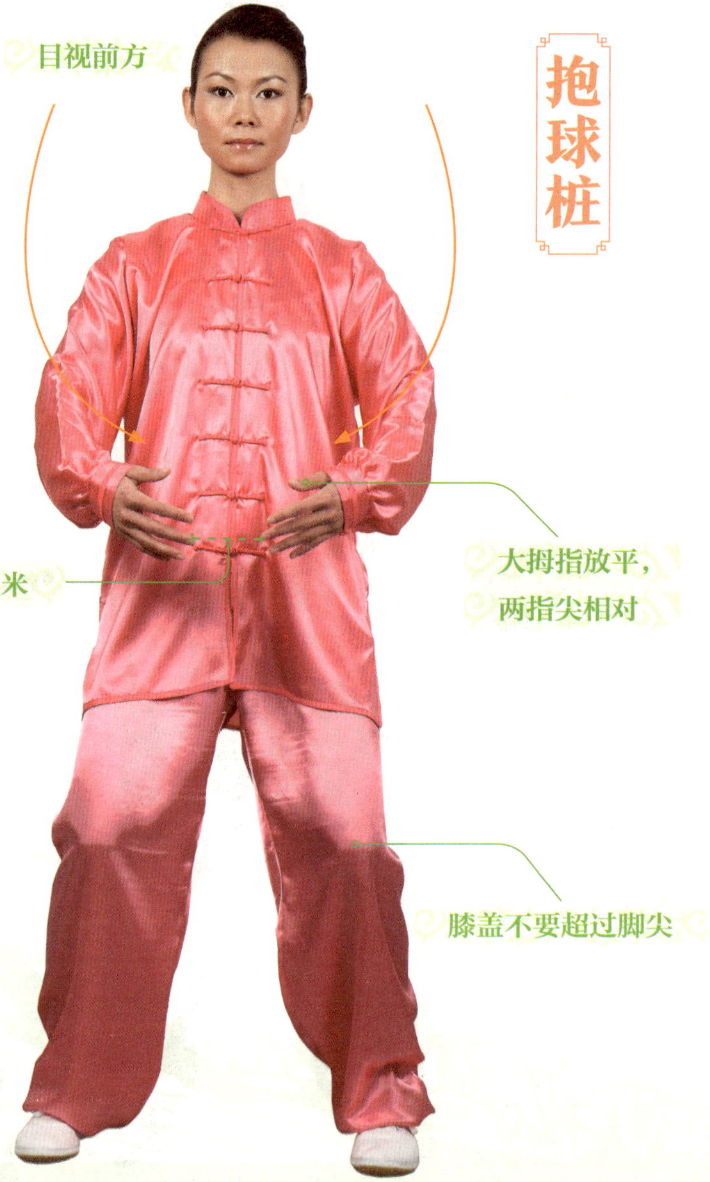

目视前方

大拇指放平，
两指尖相对

两掌距离约10厘米

膝盖不要超过脚尖

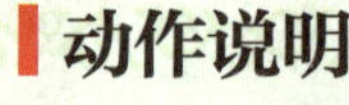

动作说明

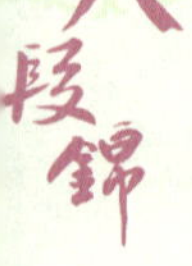

两腿膝关节稍屈，同时两臂外旋，向前合抱于腹前，掌心向内，两掌指间距约10厘米；目视前方。

· 第一段锦

两手托天理三焦

文化内涵

三焦指身体的上焦、中焦、下焦。焦，中医释义为人体内水谷道路，气所始终的部位。

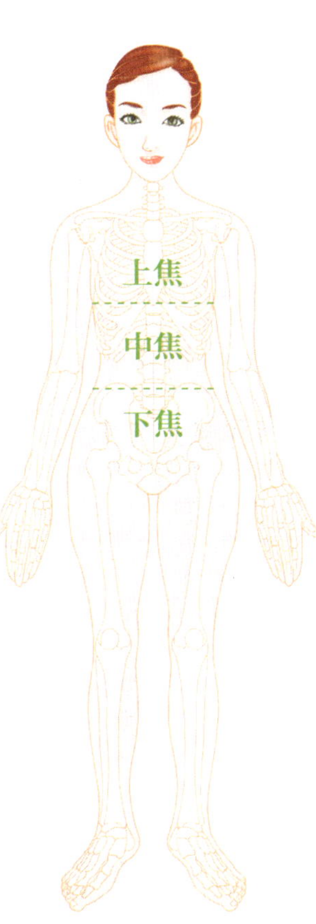

上焦位于横膈以上，包括心、肺两脏以及头面部。

中焦位于横膈以下、脐以上的部位，包括脾胃、小肠、肝胆等脏腑。

下焦位于脐以下的部位，包括大肠、肾、膀胱等。

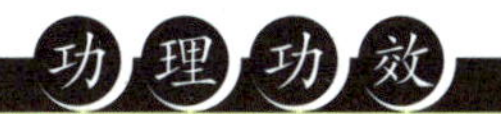

两手交叉上托，缓慢用力拉伸，可使五脏得到舒展，并可调和气血运行，达到调理三焦的作用；而拉长躯干与上肢各关节周围的肌肉、韧带及关节软组织，对防治肩部疾患、预防颈椎病等也具有很好的效果。

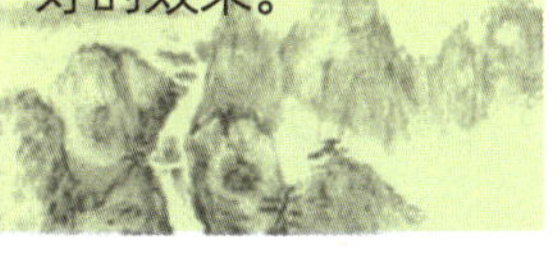

练习提示

两掌上托时要打开身体，稍有停顿，保持拉伸，如伸懒腰一般。两掌上撑时，力在掌根。肘关节伸直，不能弯曲。两臂由体侧下落时，由腰至胸、由胸至肩依次放松。

动作分解 1

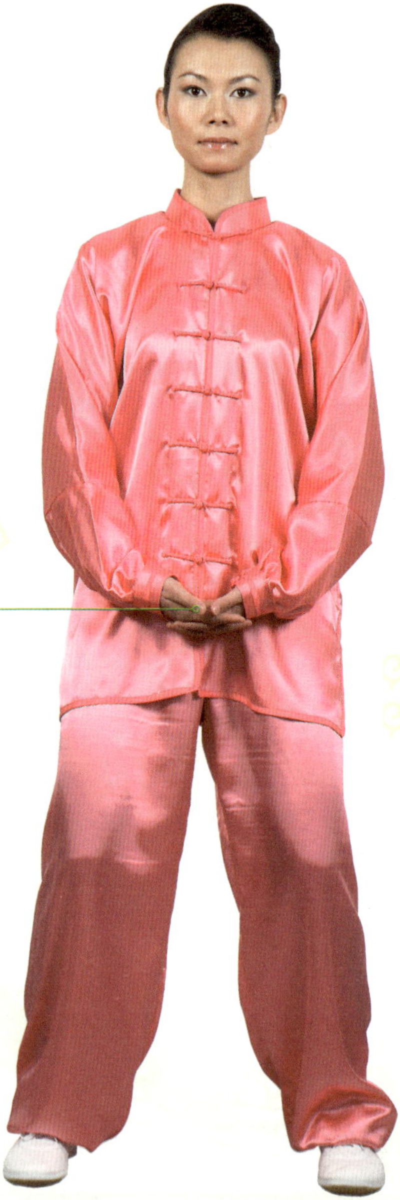

大拇指放平

双手交叉于肚脐下5厘米处

动作说明

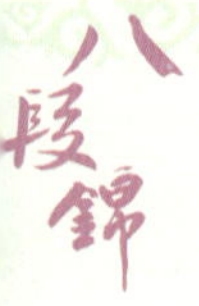

双臂外旋微下落，两掌五指分开在小腹前交叉，掌心向上；目视前方。

2

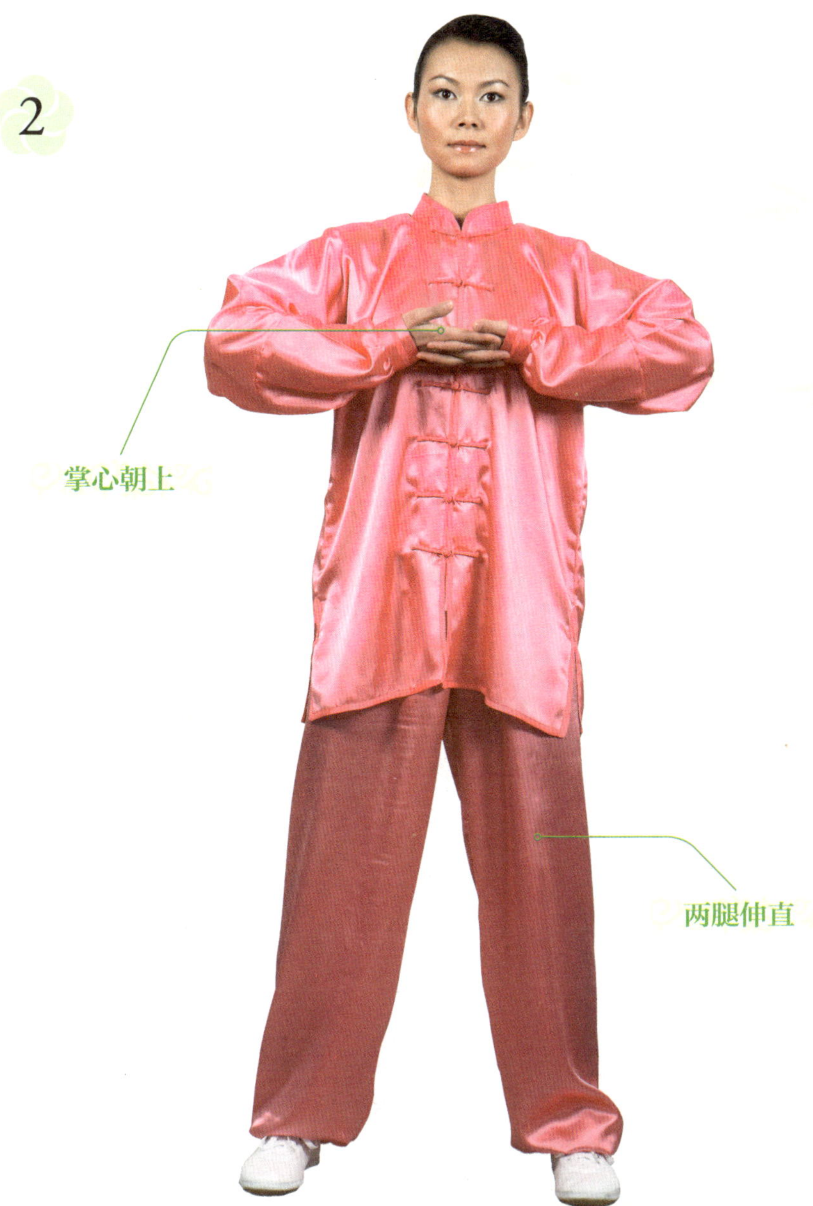

动作说明

两腿挺膝伸直，同时两掌随之上托于胸前，掌心朝上。

3

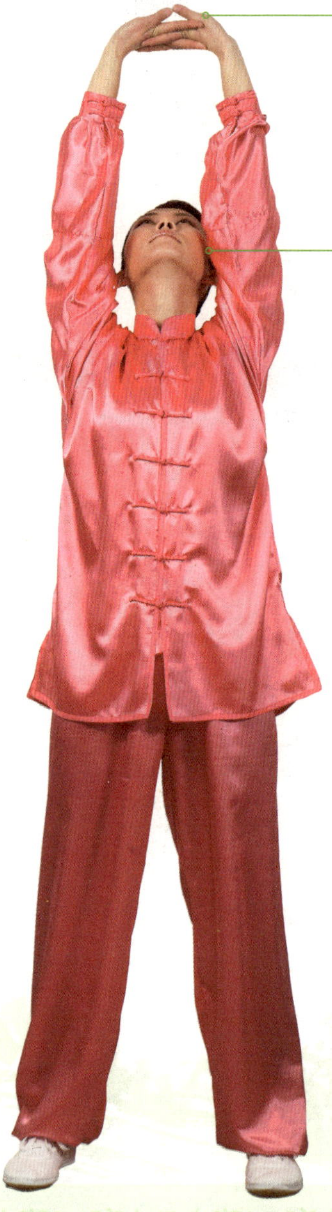

掌心朝上

抬头，目视两掌

动作说明

随后，双臂内旋向上托起，掌心朝上；抬头，目视两掌。

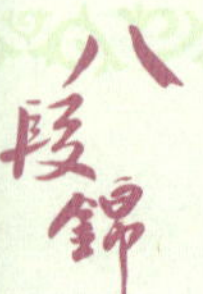

4

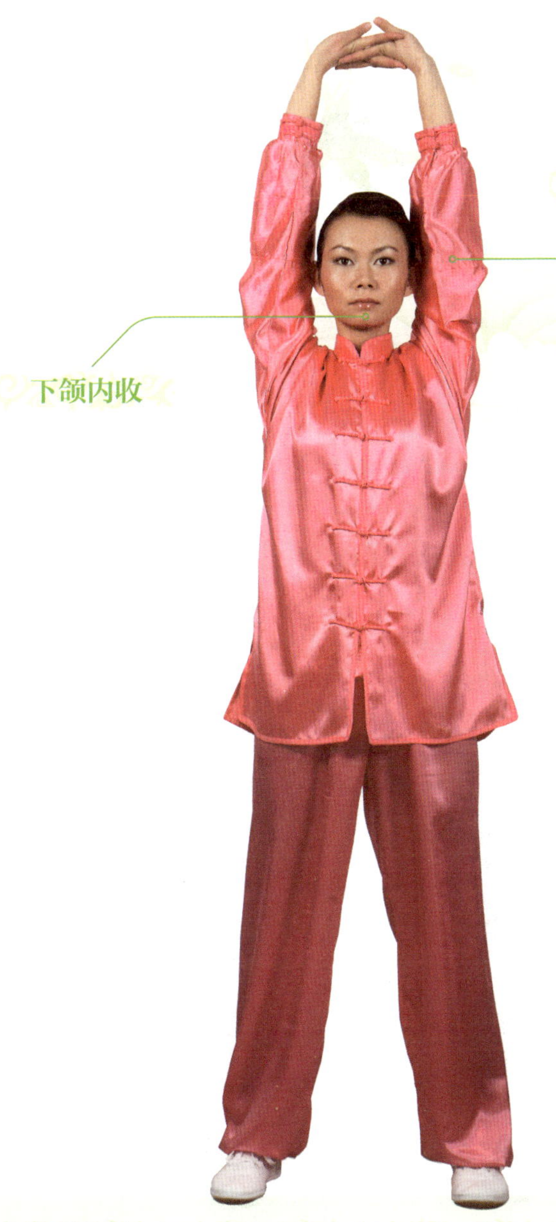

动作说明

两掌继续上托，肘关节伸直，同时下颌内收，动作稍停；目视前方。

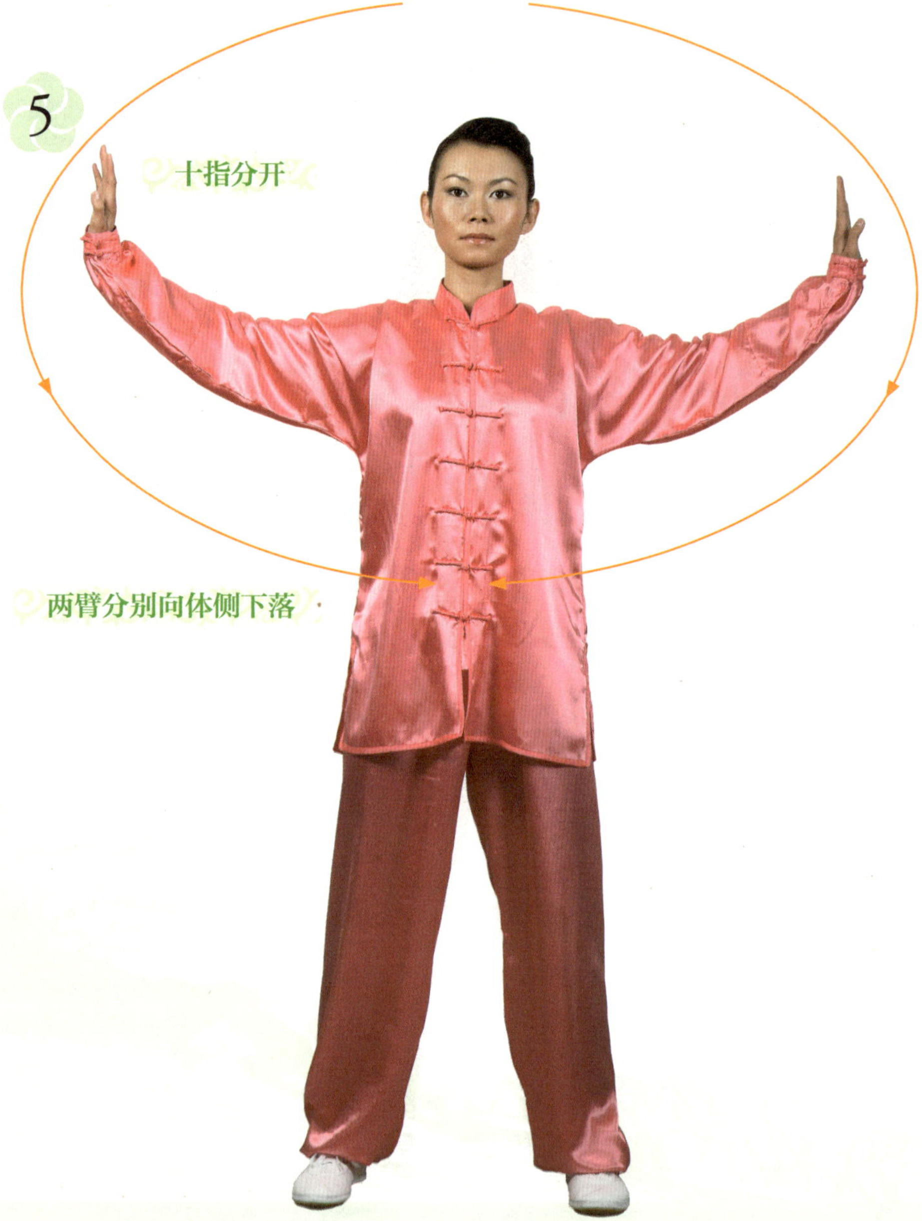

5

十指分开

两臂分别向体侧下落

动作说明

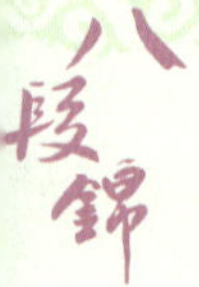

然后，两腿膝关节微屈，同时两臂分别向身体两侧下落。

6

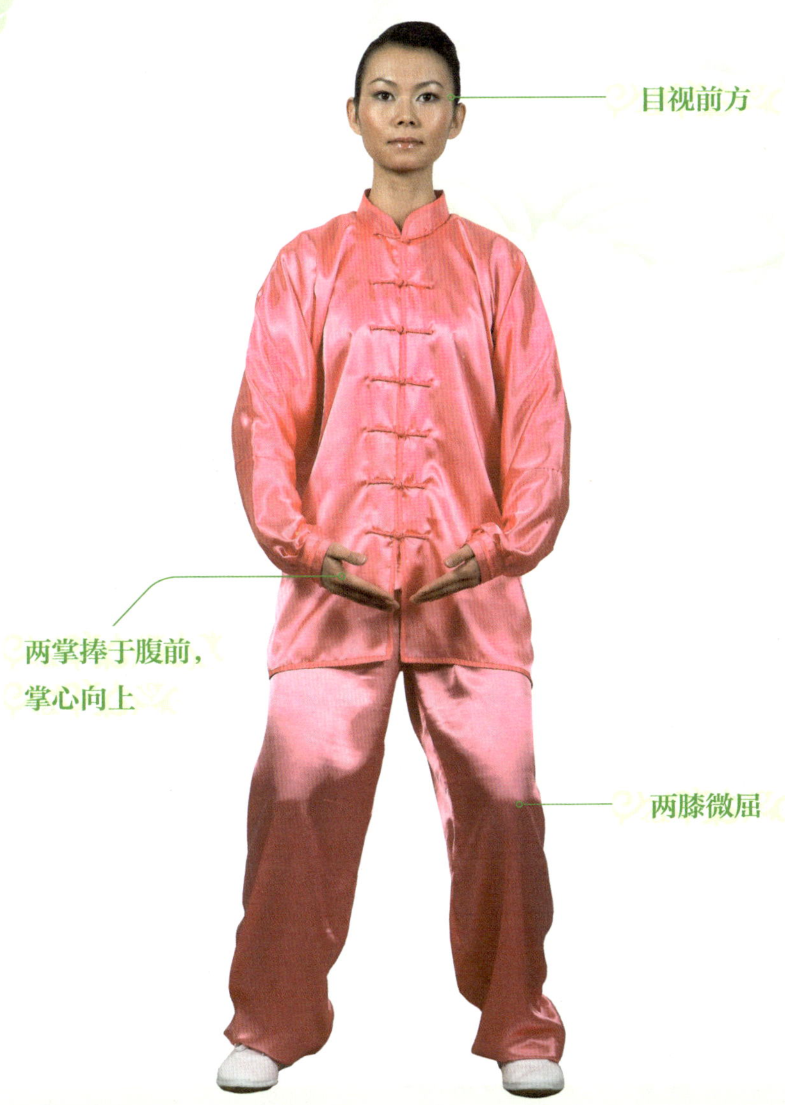

动作说明

两掌捧于腹前，掌心向上；目视前方。本式动作托举、下落为1遍，共做6遍。

· 第二段锦

左右开弓似射雕

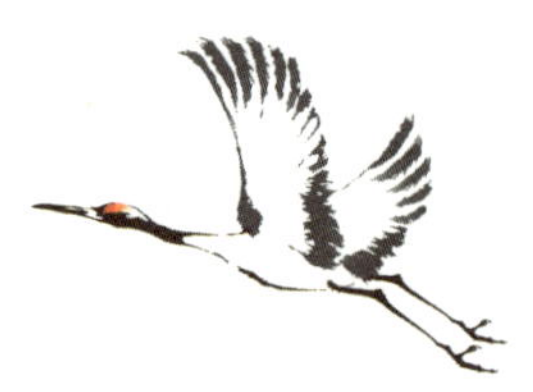

文化内涵

左右开弓，可扩大胸腔，增大肺通气量、回心血量和打开上焦；八字掌坐腕翘指、龙爪置于肩前云门处，可有效刺激手太阴肺经、手阳明大肠经。

功理功效

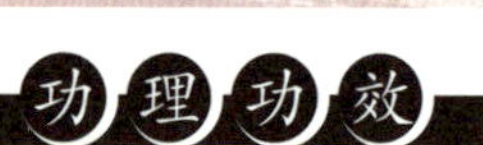

利于矫正不良姿势，对于肩、颈等疾病也有很好的治疗效果；同时，还能有效地锻炼下肢肌肉力量，增强手臂和手部的肌肉力量，提高手腕及手指的灵活性。

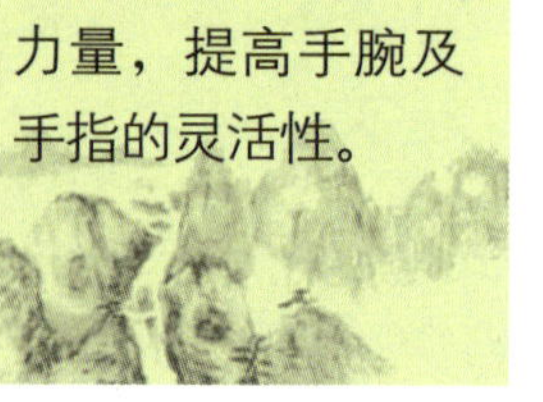

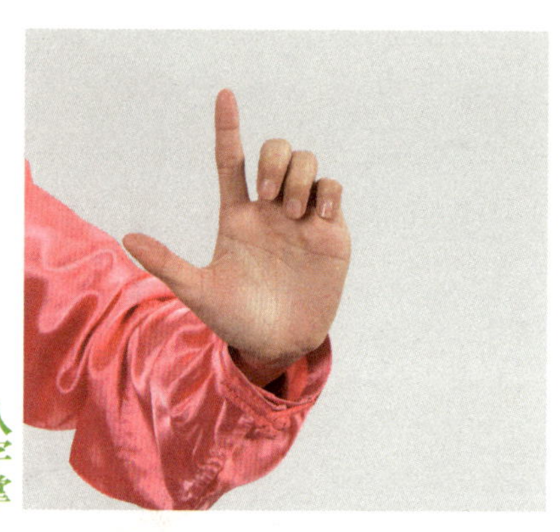

八字掌

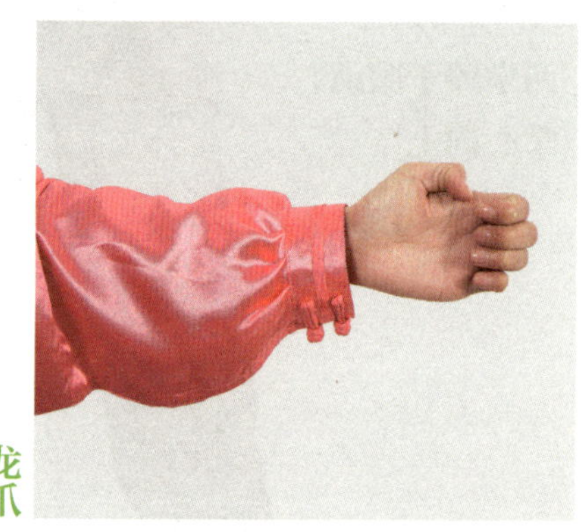

龙爪

练习提示

练习这一功法时，侧拉之手五指要并拢，肩臂放平。八字掌侧伸需沉肩坠肘，上体直立，屈腕竖指，掌心含空。切忌耸肩弓背，八字脚。

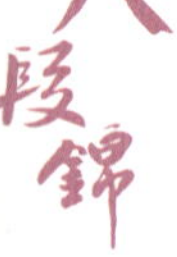

动作分解 1

左手在外，
右手在内
双手向上交叉于胸前，
掌心向内
两腿膝关节
伸直

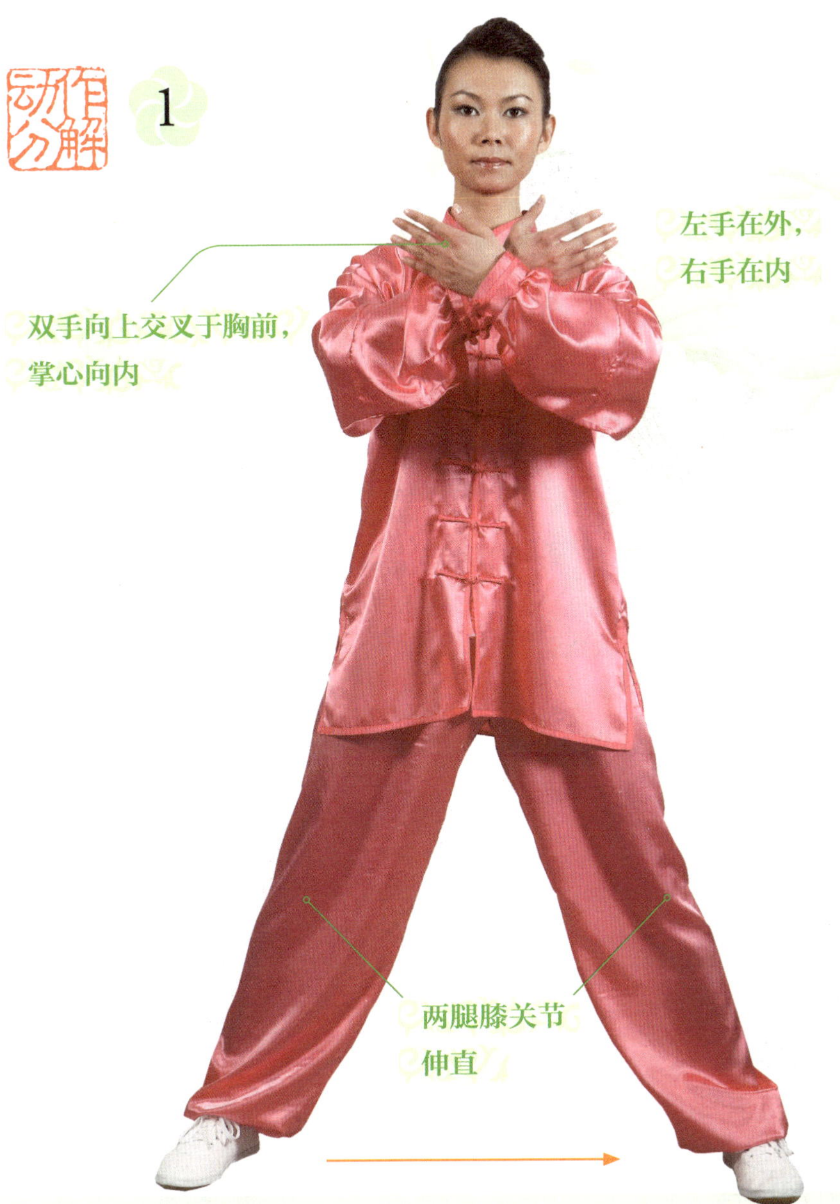

动作说明

重心右移，左脚向左开步站立，膝关节缓慢伸直；双掌向上交叉于胸前，左掌在外；目视前方。

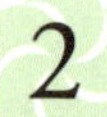

右手屈指成龙爪，
拉至右肩

左手立腕成八字掌，
指尖朝上

两膝屈蹲成马步

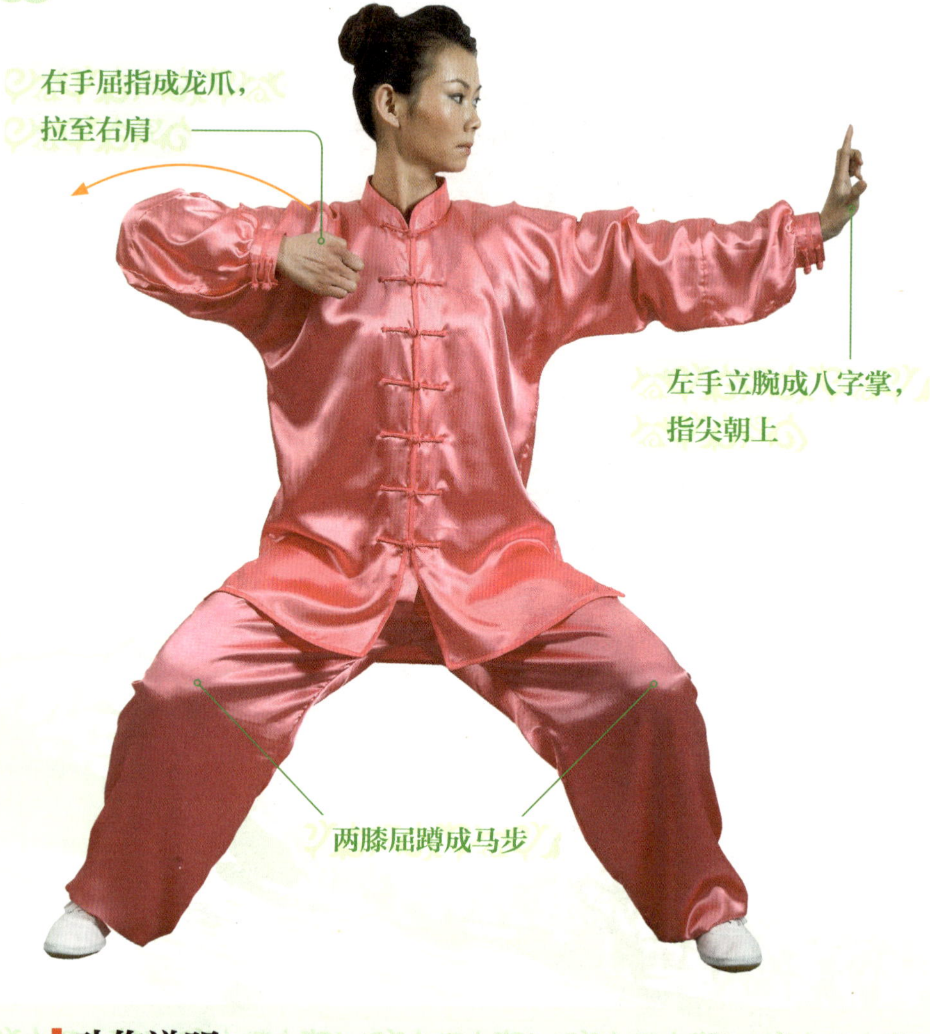

动作说明

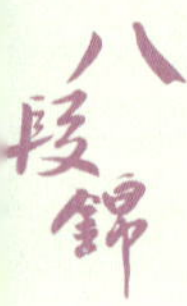

右手屈指向右拉至胸前，左手成八字掌；左臂内旋向左推出，与肩同高，同时两腿屈膝，半蹲成马步，动作略停；目视左前方。

3
目视右掌
左手指伸开成自然掌
右手指伸开成自然掌

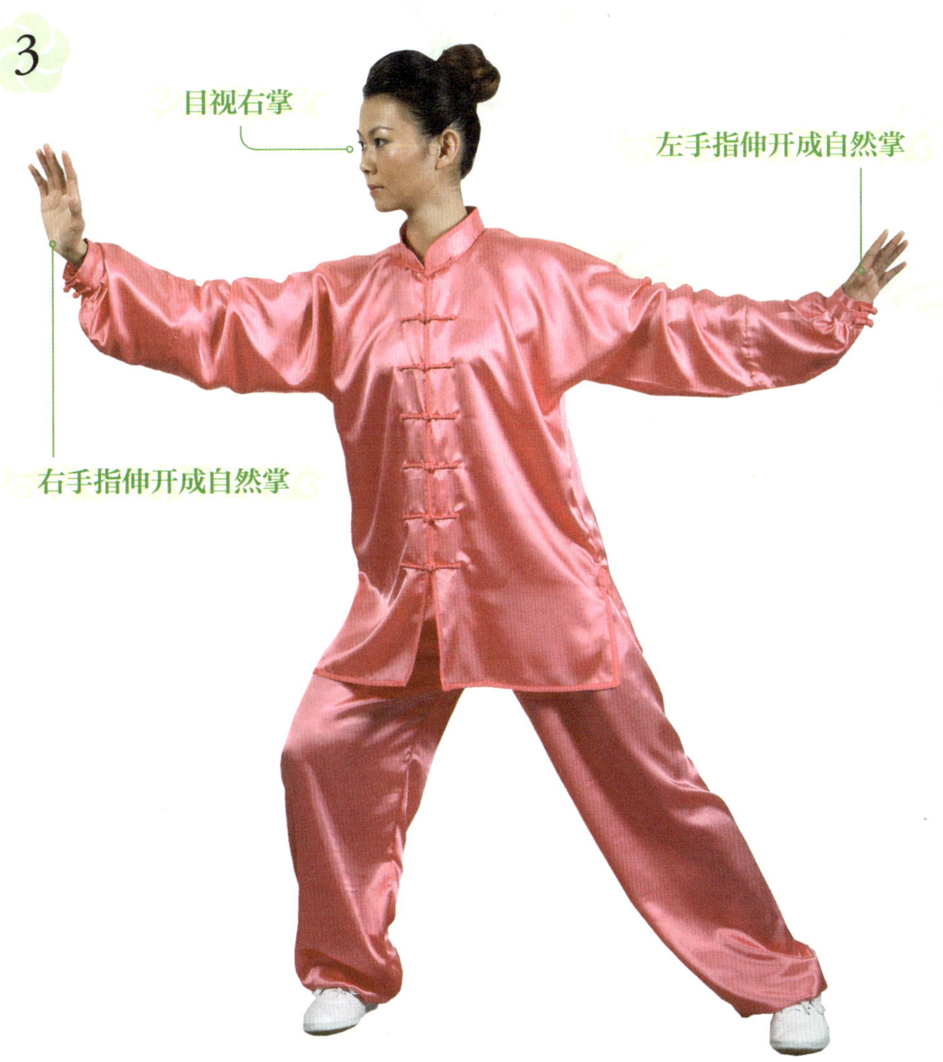

动作说明

重心右移，两手变自然掌；右手向右画弧，与肩同高，掌心斜向前。

4

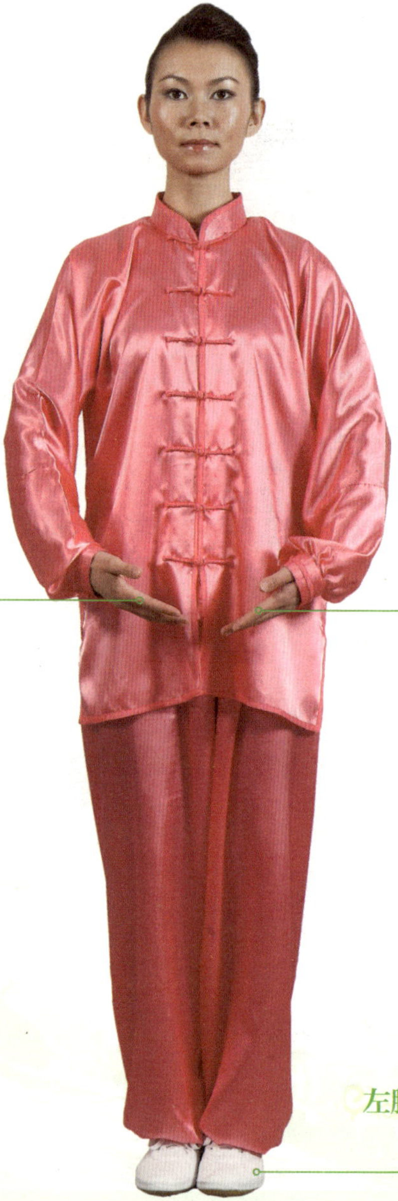

掌心向上，
指尖相对

两掌捧于腹前

左脚收至右脚内侧

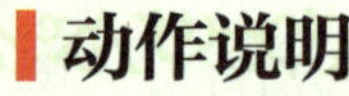

动作说明

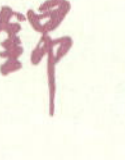

重心继续右移，左脚回收成并步站立，同时两掌捧于腹前，掌心向上；目视前方。

5

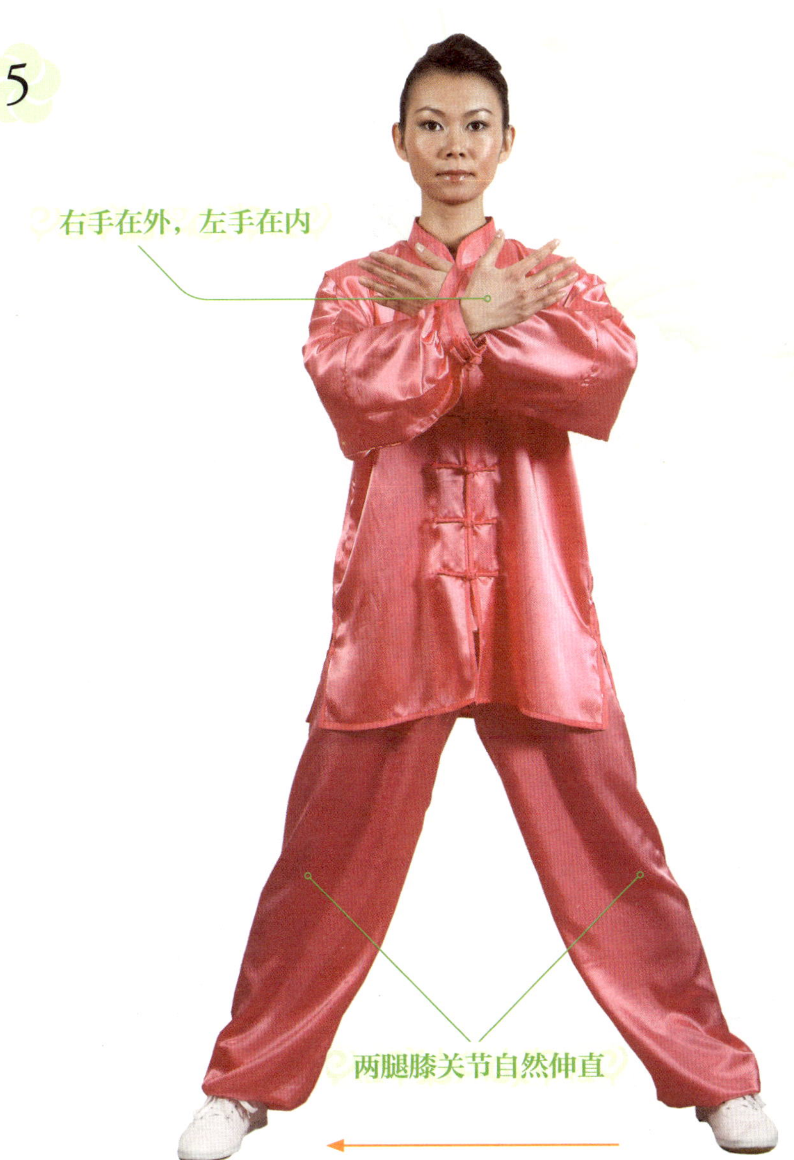

动作说明

重心左移，右脚向右开步站立，膝关节缓慢伸直；双掌向上交叉于胸前，右掌在外；目视前方。

6

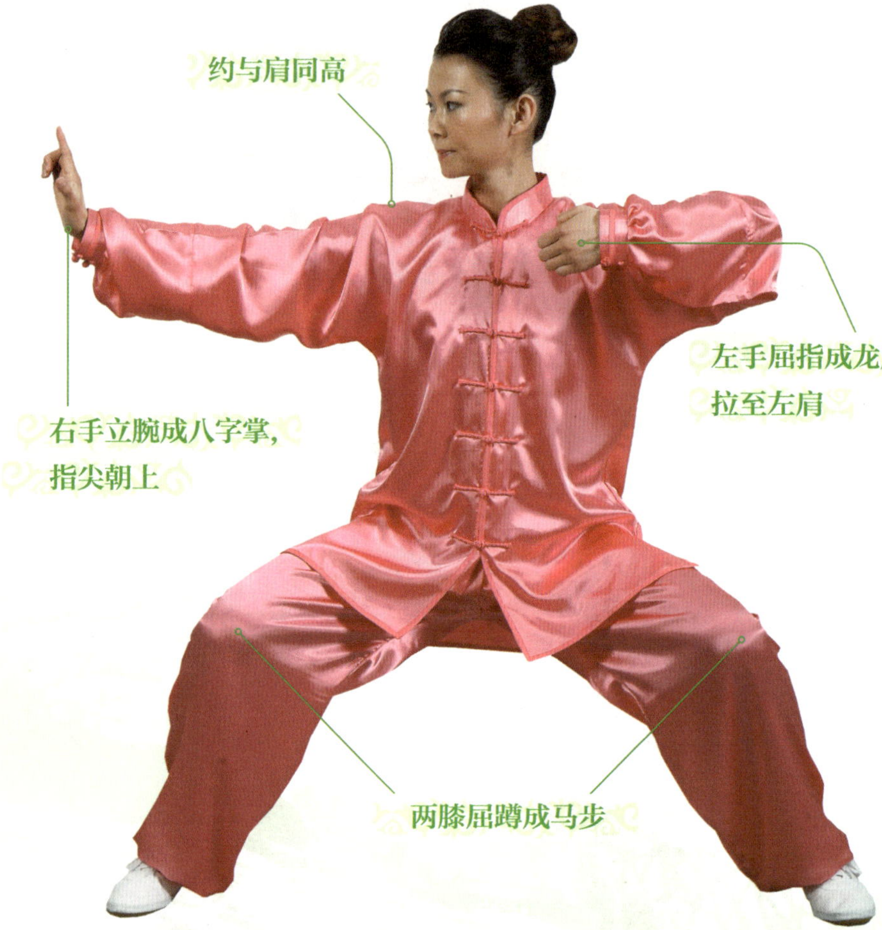

约与肩同高

左手屈指成龙爪，拉至左肩

右手立腕成八字掌，指尖朝上

两膝屈蹲成马步

动作说明

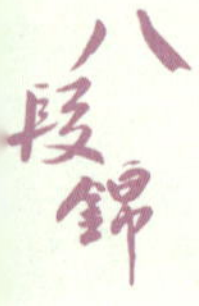

左手屈指向左拉至胸前，右手成八字掌；右臂内旋向右推出，与肩同高，同时两腿屈膝，半蹲成马步，动作略停；目视右前方。

7

右手指伸开成自然掌
目视左掌
左手指伸开自然掌

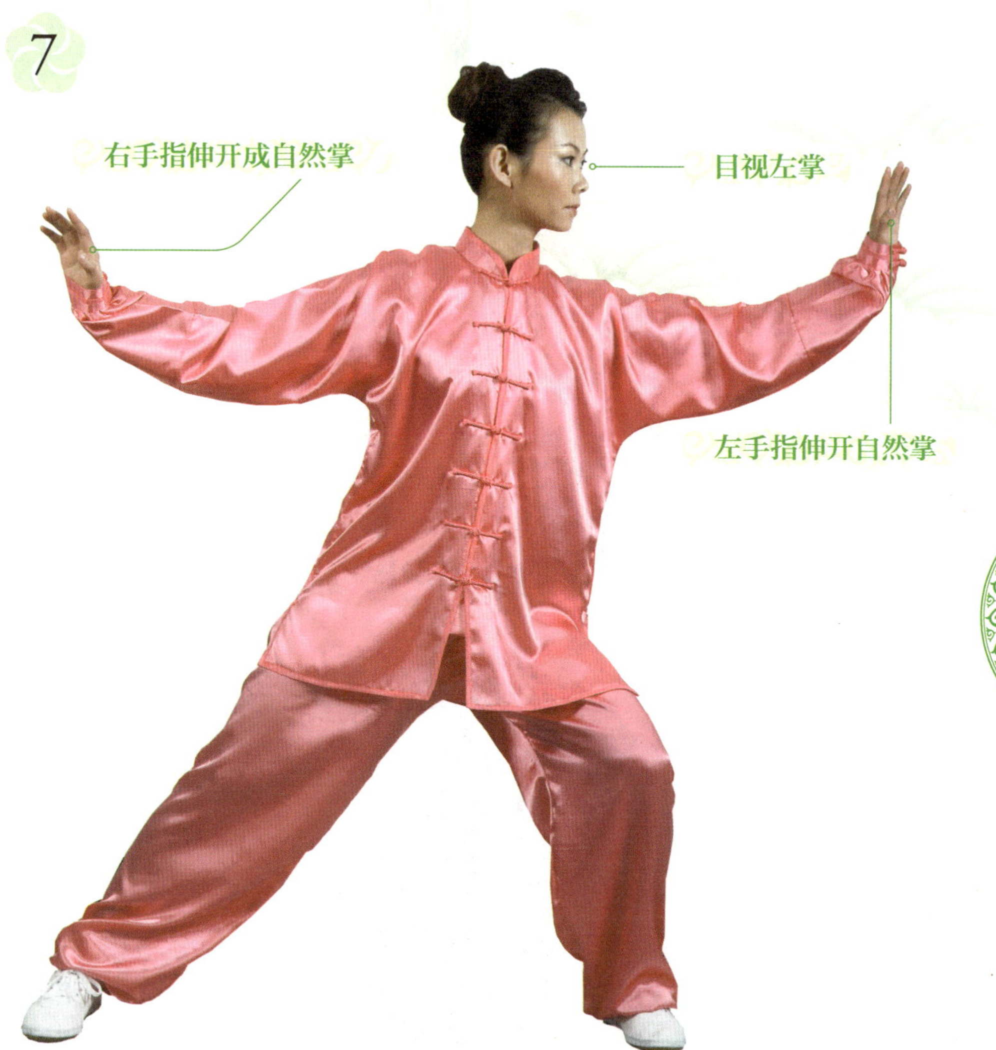

动作说明

重心左移，两手变自然掌；左手向左画弧，与肩同高，掌心斜向前。

8

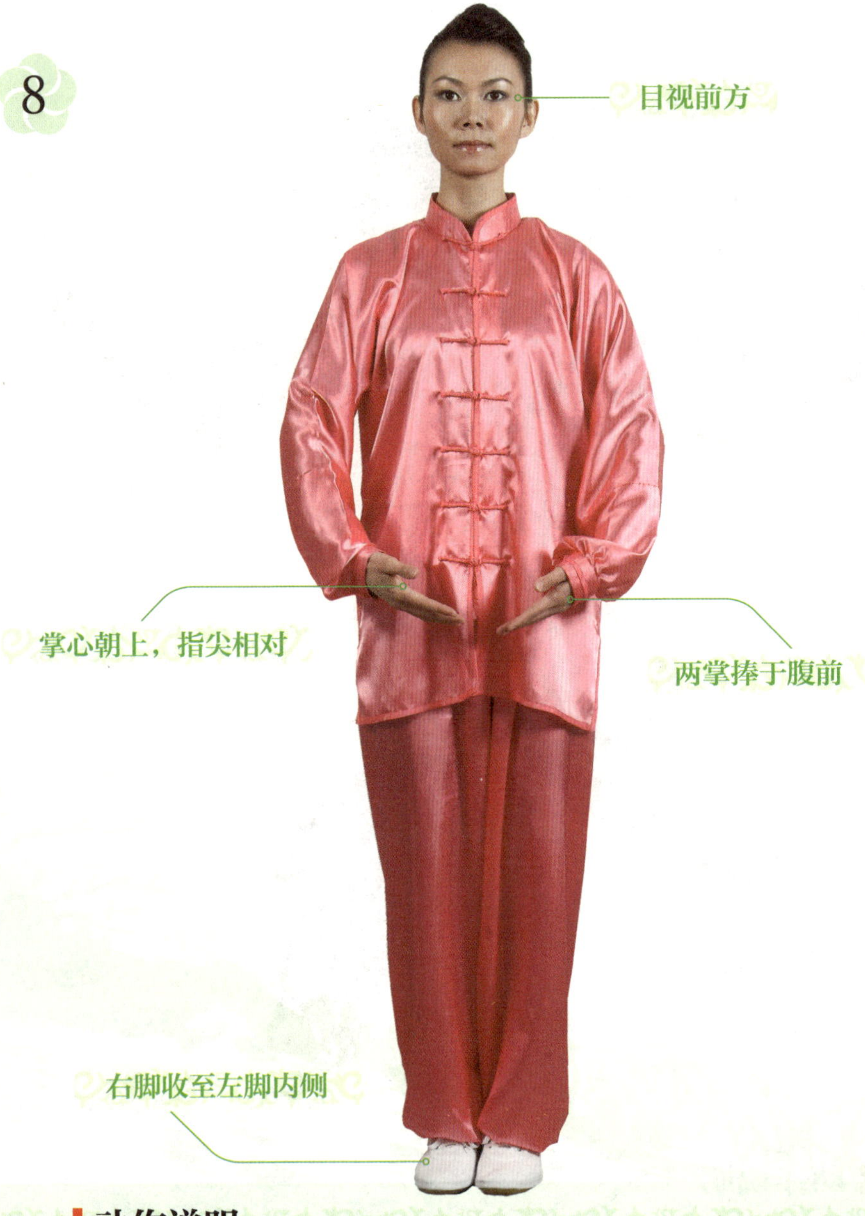

目视前方

掌心朝上，指尖相对

两掌捧于腹前

右脚收至左脚内侧

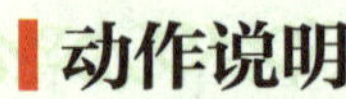

动作说明

重心继续左移，右脚回收成并步站立，同时两掌捧于腹前，掌心向上；目视前方。本式一左一右为1遍，共做3遍。

·第三段锦

调理脾胃须单举

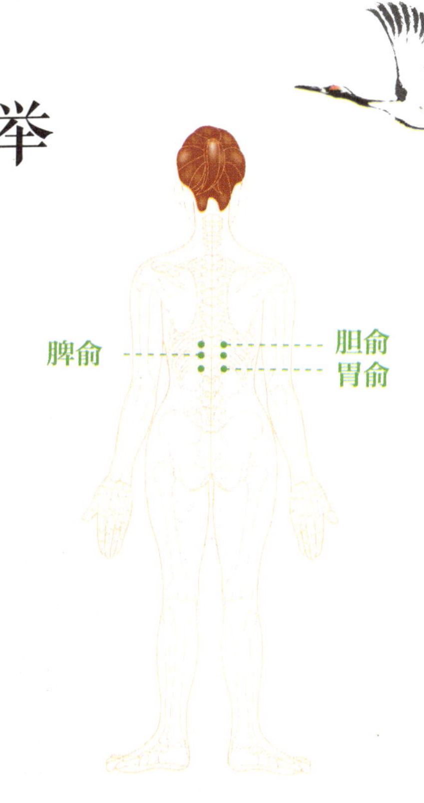

文化内涵

调理脾胃为什么需要单举呢？中医认为“肝随脾升，胆随胃降”。两手的上托、下按有利于脾的升清功能和胃的降浊功能。

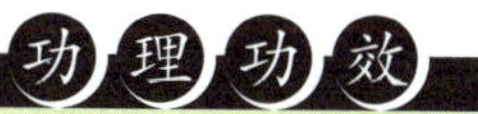

此段锦可以锻炼脊柱内各椎骨间小关节及肌肉，从而增强脊柱的灵活和稳定性，起到预防肩、颈疾病的功效；同时，还会刺激到腹、胸等部位的相关经络及穴位，达到调理脾、胃、肝的作用。

两臂上下对拉，可刺激胆俞、胃俞、脾俞等专管消化系统的穴位，促进胆汁胃液的分泌，改善消化系统。

练习提示

肩周炎患者做这套动作时要缓慢，不可急速。手掌上托时，要舒胸展体，拔长腰脊，力达指尖，意识延绵。配合呼吸法，即双手争力时吸气，双手下落时呼气；手上举时吸气，手下沉时呼气。练习时需要时刻关注自身，同时进行人身的“三调”，即调身、调息与调心。

动作分解 1

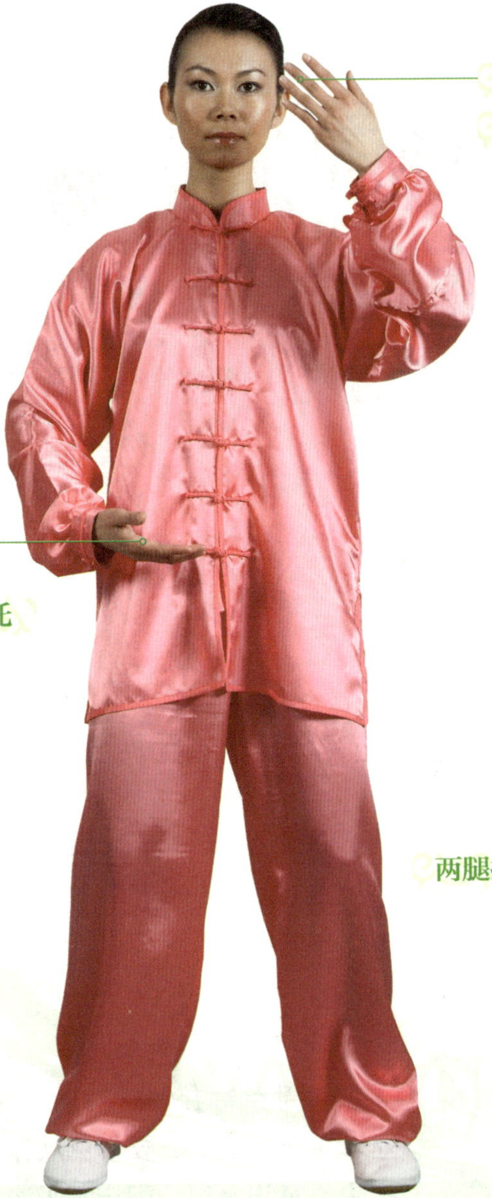

掌心朝内，指尖斜朝上

右掌微微上托

两腿挺膝伸直

动作说明

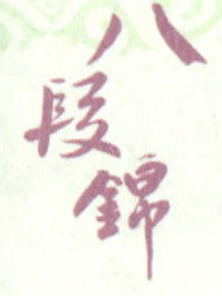

两腿挺膝伸直，同时左掌上托，经面前上穿；目视前方。

2

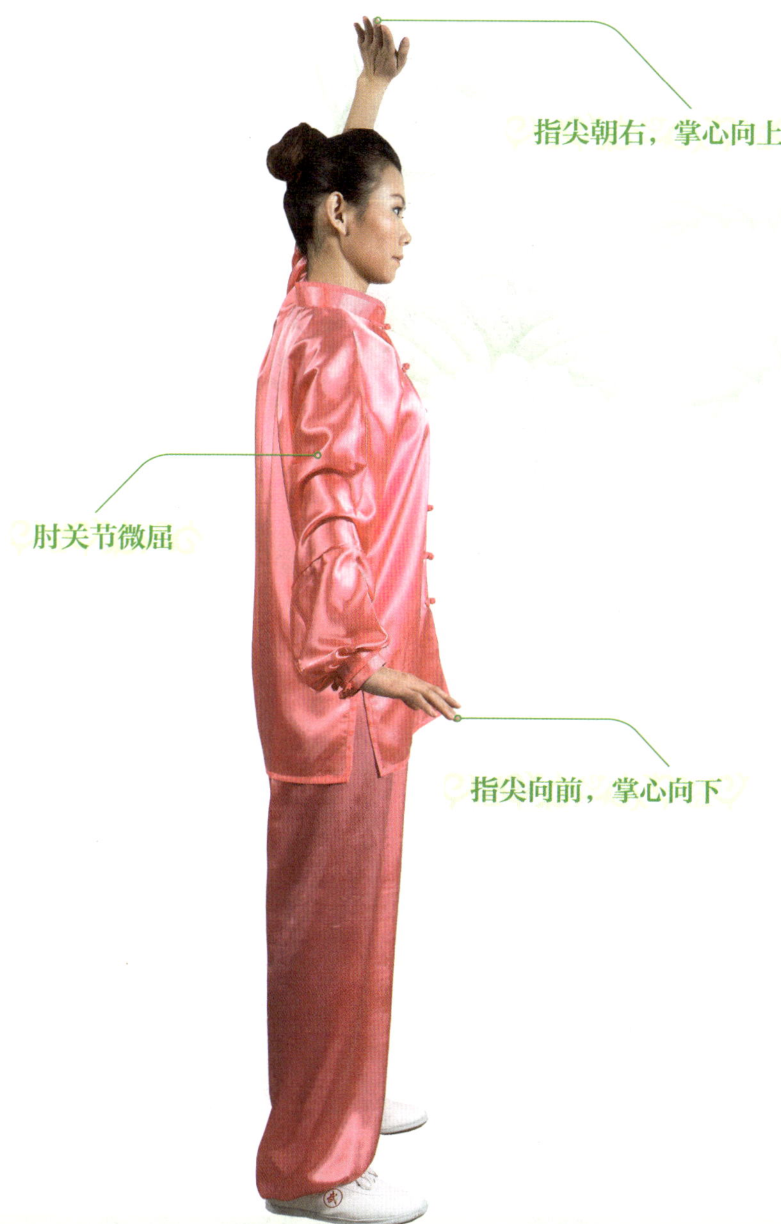

动作说明

随之左臂内旋上举至头的左上方，右掌随之随臂内旋下按至右髋旁，指尖向前，动作略停。

3

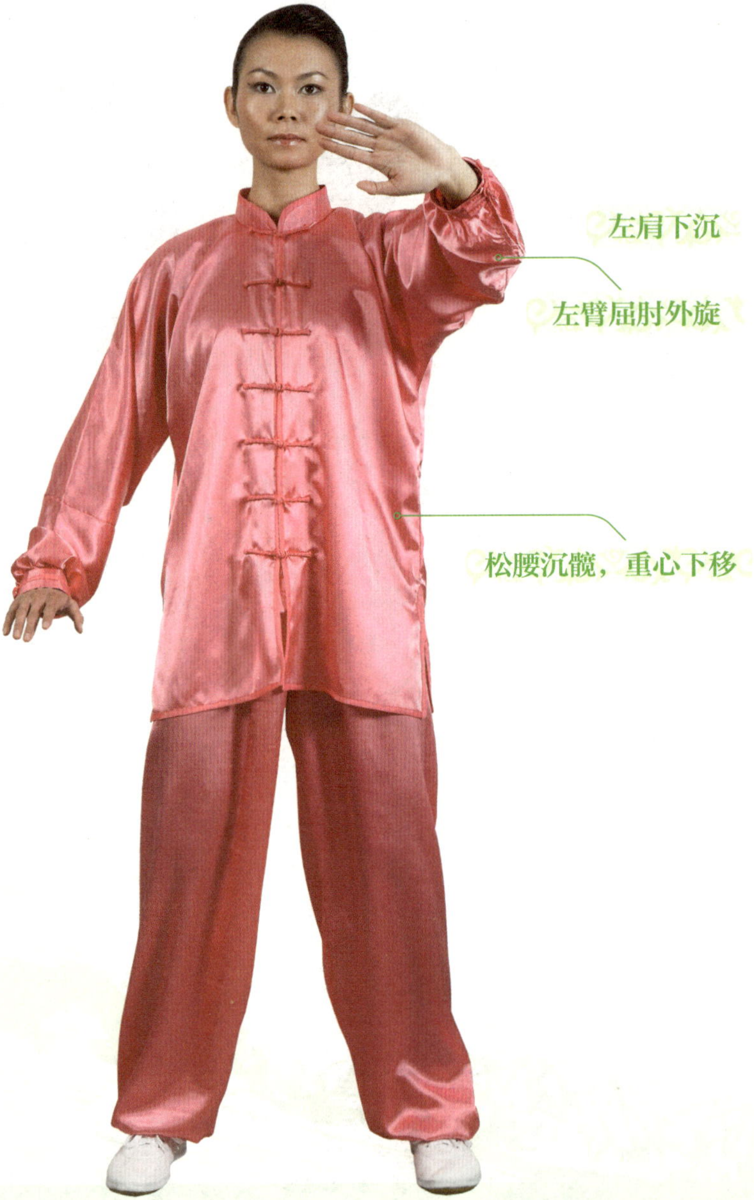

左肩下沉

左臂屈肘外旋

松腰沉髋，重心下移

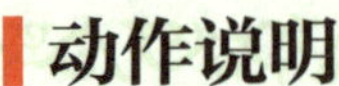

动作说明

八段錦

两腿膝关节微屈，同时左臂屈肘外旋，左掌经面前下落于腹前；目视前方。

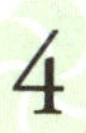

两臂外旋

掌心向上，指尖相对

两腿膝关节微屈

第2章
健身气功八段锦

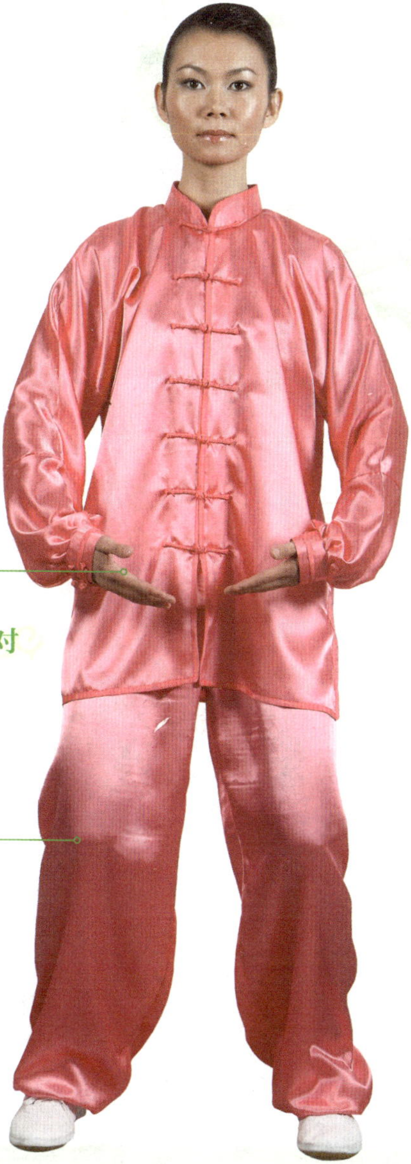

动作说明

两臂外旋，两掌向上捧于腹前；目视前方。

5

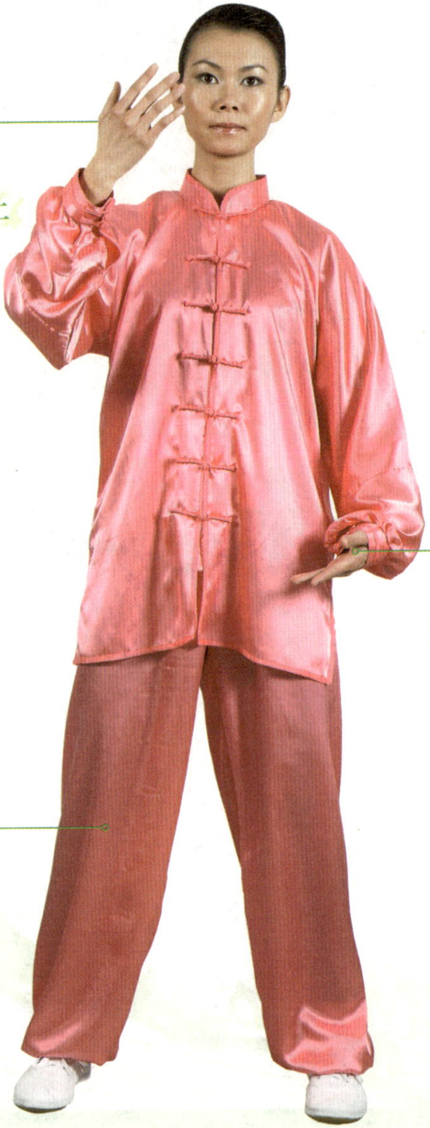

掌心朝内，指尖斜朝上

左掌微微上托

两腿挺膝伸直

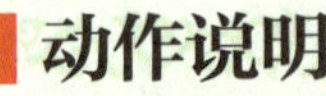

动作说明

两腿挺膝伸直，同时右掌上托，经面前上穿；目视前方。

八段錦

6
指尖向左，掌心向上
肘关节微屈
肘关节微屈
指尖向前，
掌心向下

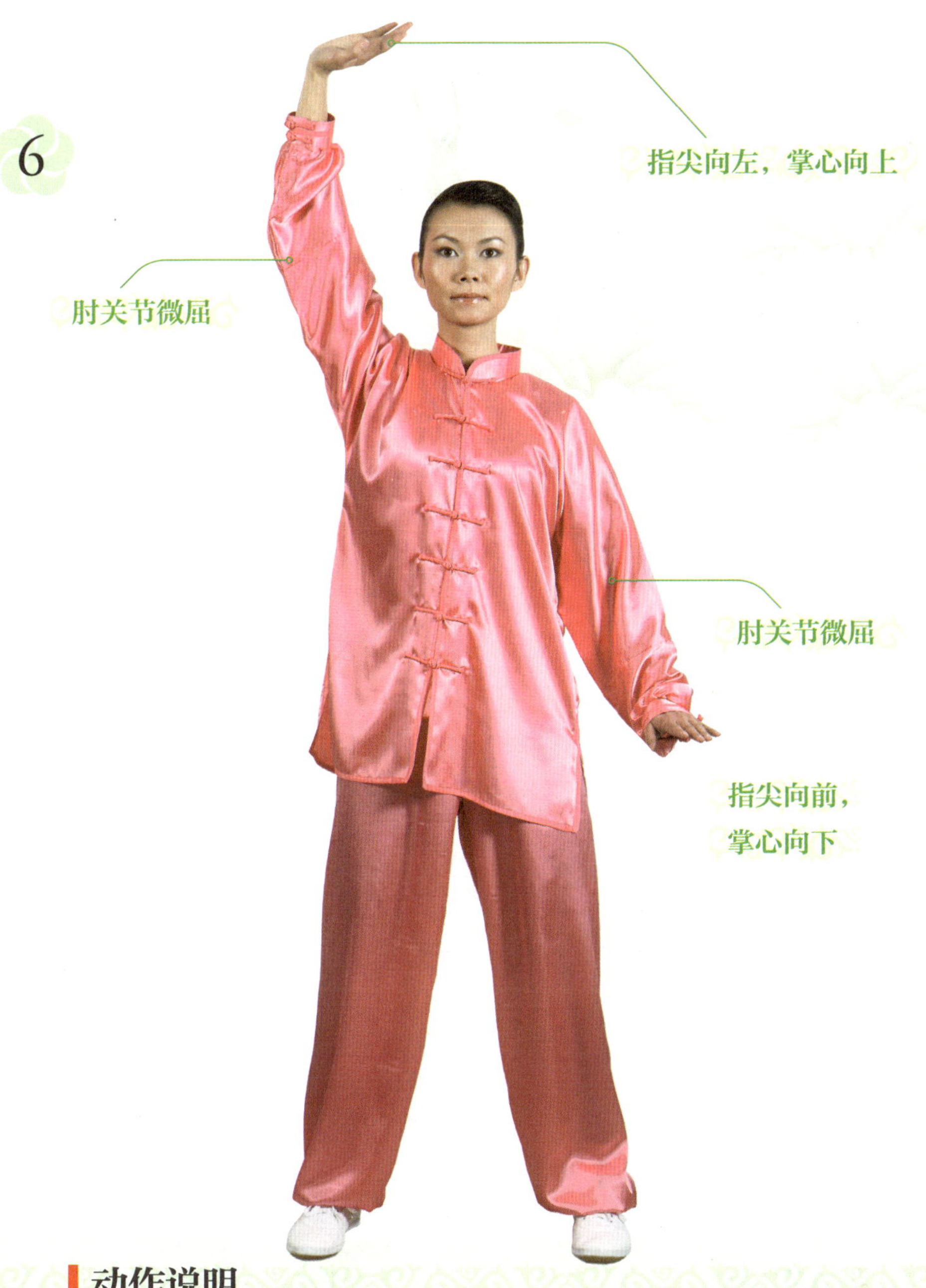

动作说明

随之右臂内旋上举至头的右上方，左掌随之随臂内旋下按至左髋旁，指尖向前，动作略停。

7

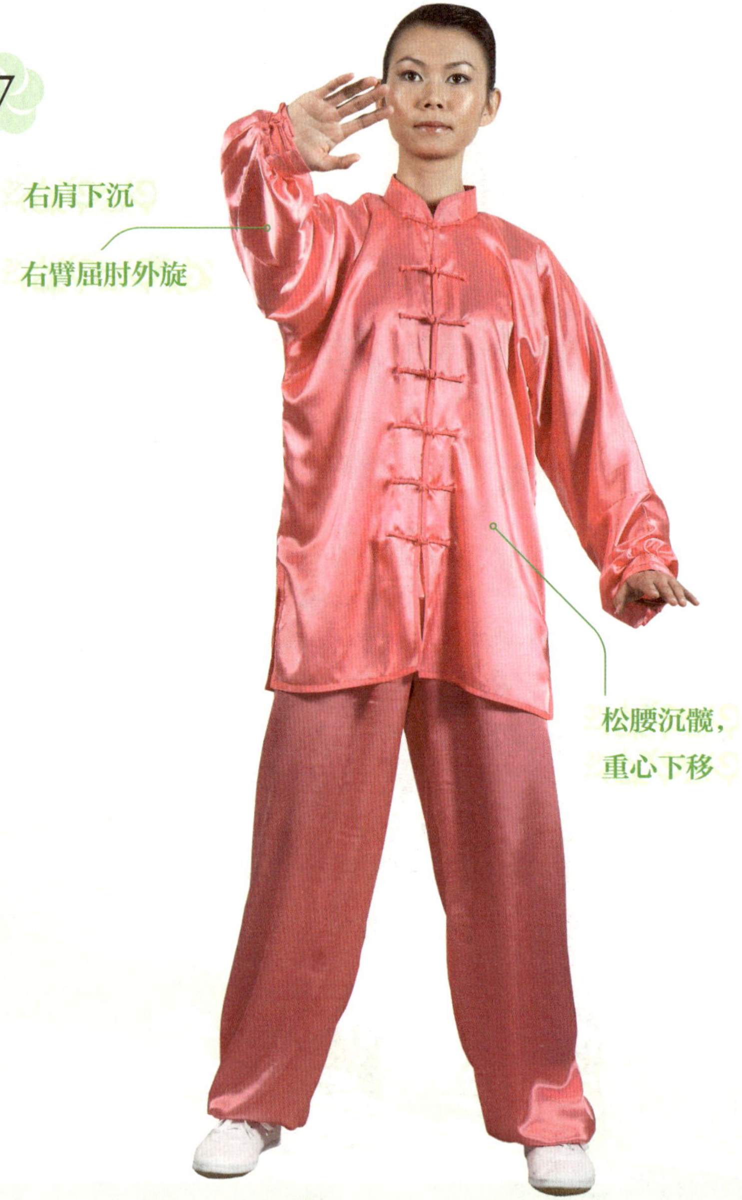

右肩下沉

右臂屈肘外旋

松腰沉髋，
重心下移

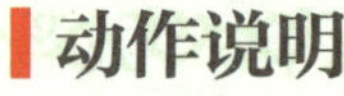

动作说明

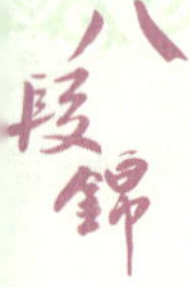

两腿膝关节微屈，同时右臂屈肘外旋，右掌经面前下落于腹前；目视前方。

8

两臂外旋
掌心向上，指尖相对
距离约10厘米

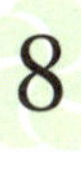

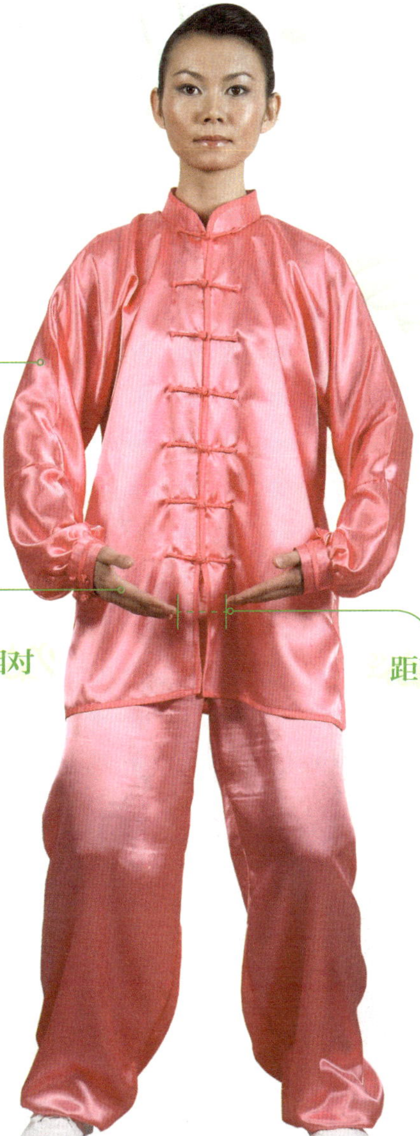

动作说明

两臂外旋，两掌向上捧于腹前；目视前方。本式一左一右为1遍，共做3遍。

9

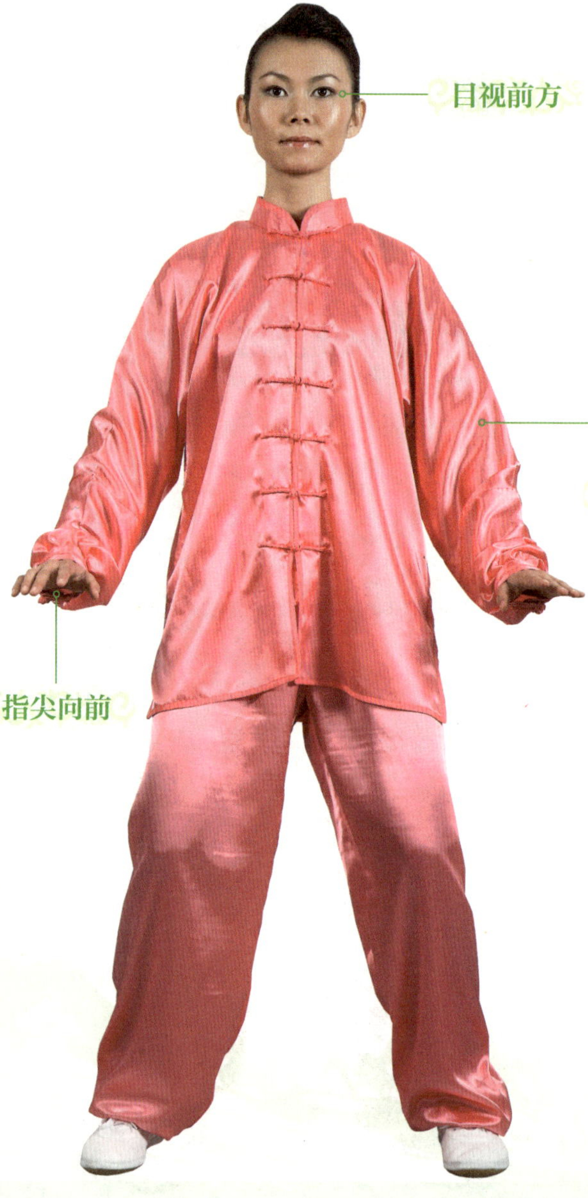

目视前方

双臂屈肘

掌心朝下，指尖向前

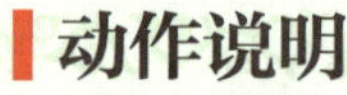

动作说明

做完最后一遍的最后一个动作后，两腿膝关节微屈，两掌下按至髋旁，指尖向前；目视前方。

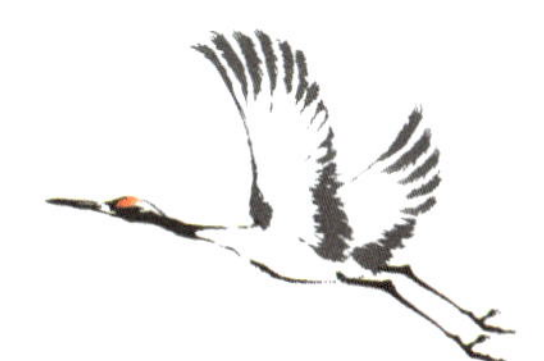

· 第四段锦

五劳七伤往后瞧

文化内涵

中医认为，“五劳”指五脏（心、肝、脾、肺、肾）的辛劳；“七伤”即喜、怒、忧、思、悲、恐、惊七情对人的伤害。喜伤心、怒伤肝、忧思伤脾、悲伤肺、恐惊伤肾。

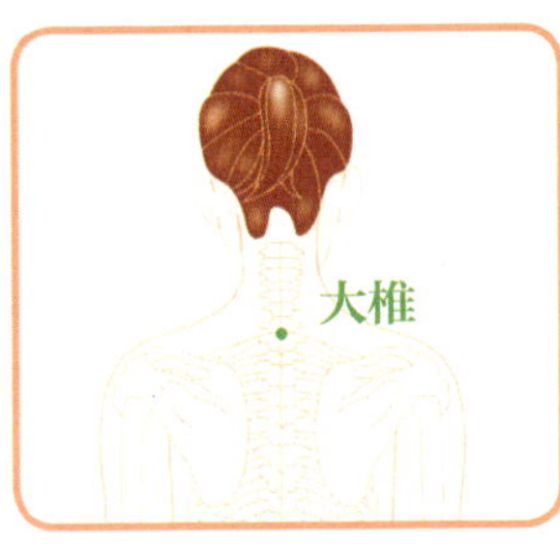

转头后瞧时，颈部的大椎穴得到刺激，同时牵拉两侧颈动脉，改善脑部供血，增强颈背部的肌肉力量。

功理功效

上肢伸直、外旋、扭转的运动，可以扩张胸腔、牵拉腹腔。同时，“瞧”的转头动作，也可以刺激颈部大椎穴。整体来看，此套动作既可预防眼肌疲劳，防治肩、颈、背等疾病，还可改善血液循环，解除神经疲劳。

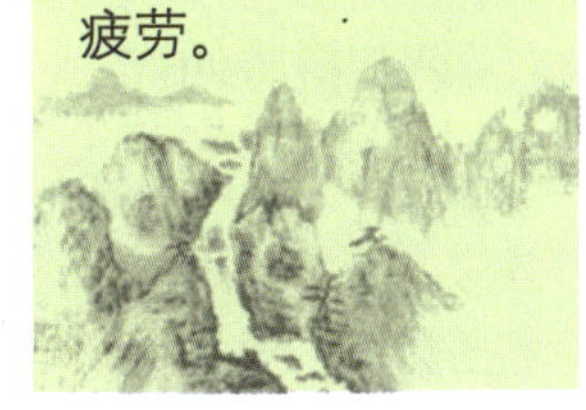

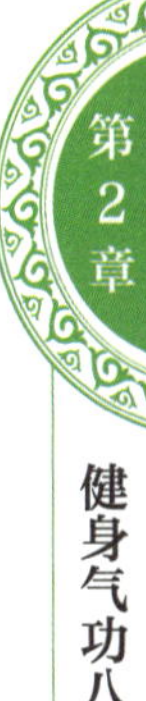

练习提示

患有颈椎病者，做这一式时要循序渐进，转头动作不宜过快，幅度不宜过大。如果病情较严重，建议慎做。练习过程中，头向上顶，肩向下沉，转头不转体。手掌充分外旋，从而牵动手臂向外旋转。配合呼吸法，头向后转时吸气，还原时呼气。

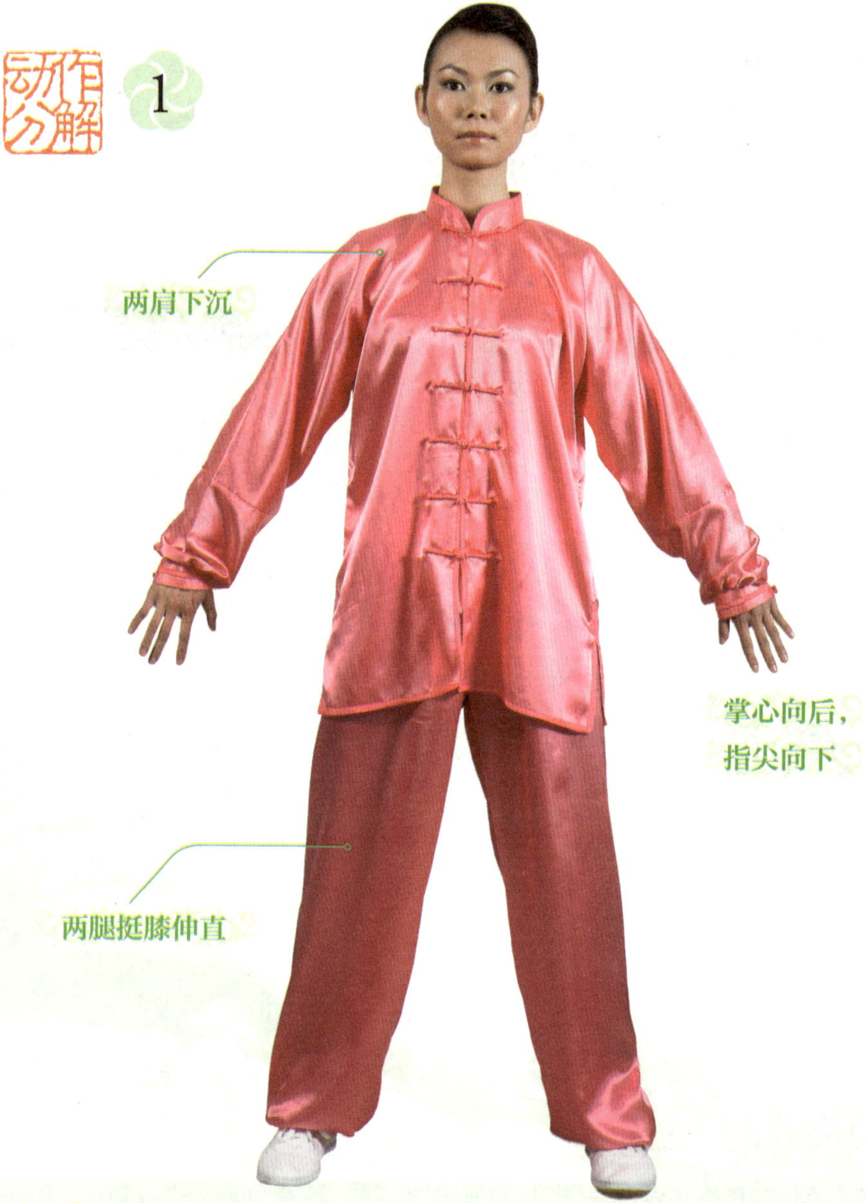

动作分解 1

两肩下沉

掌心向后，
指尖向下

两腿挺膝伸直

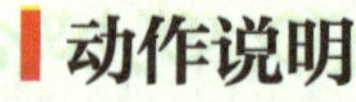

动作说明

两腿挺膝，重心升起，同时双臂伸直，指尖向下；目视前方。

2

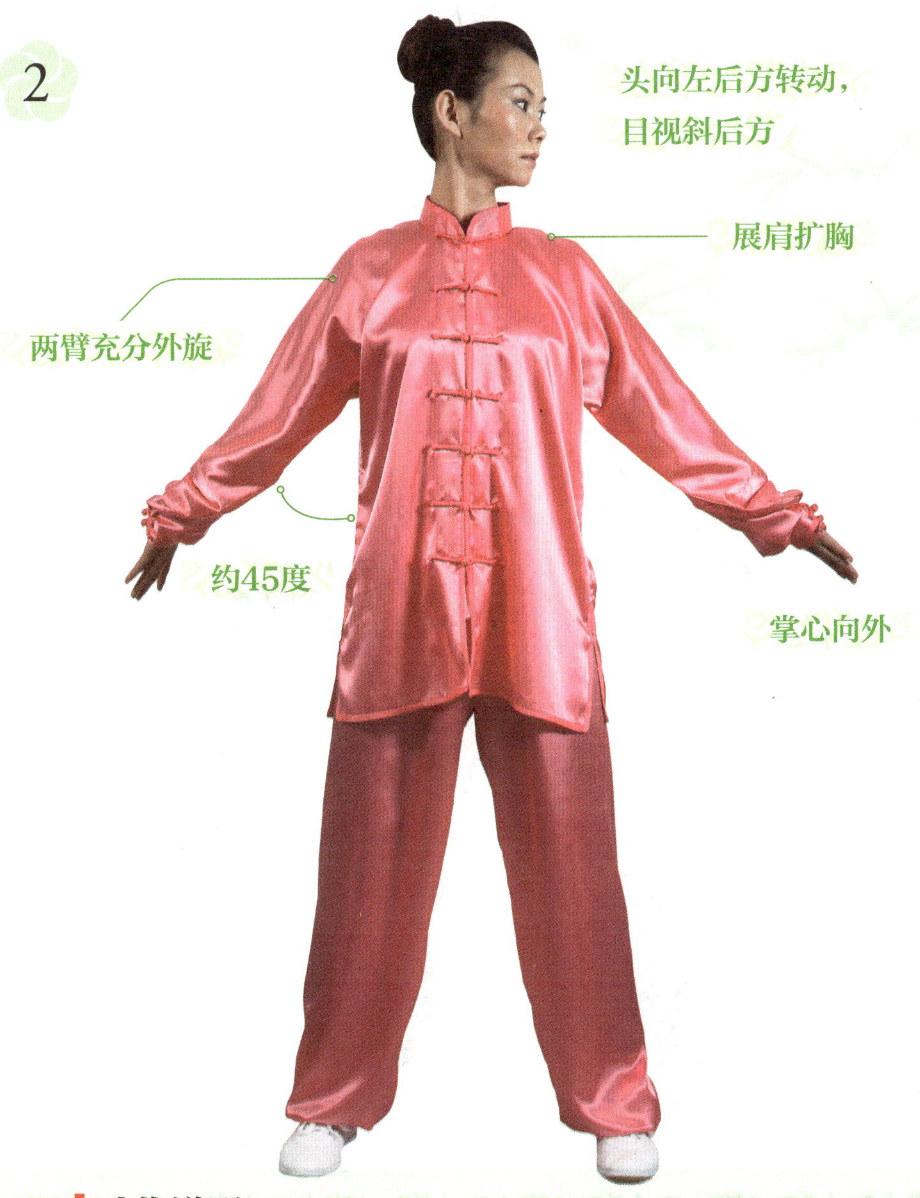

动作说明

接着，两臂外旋，掌心向外，头向左后转，动作稍停；目视左斜后方。

3

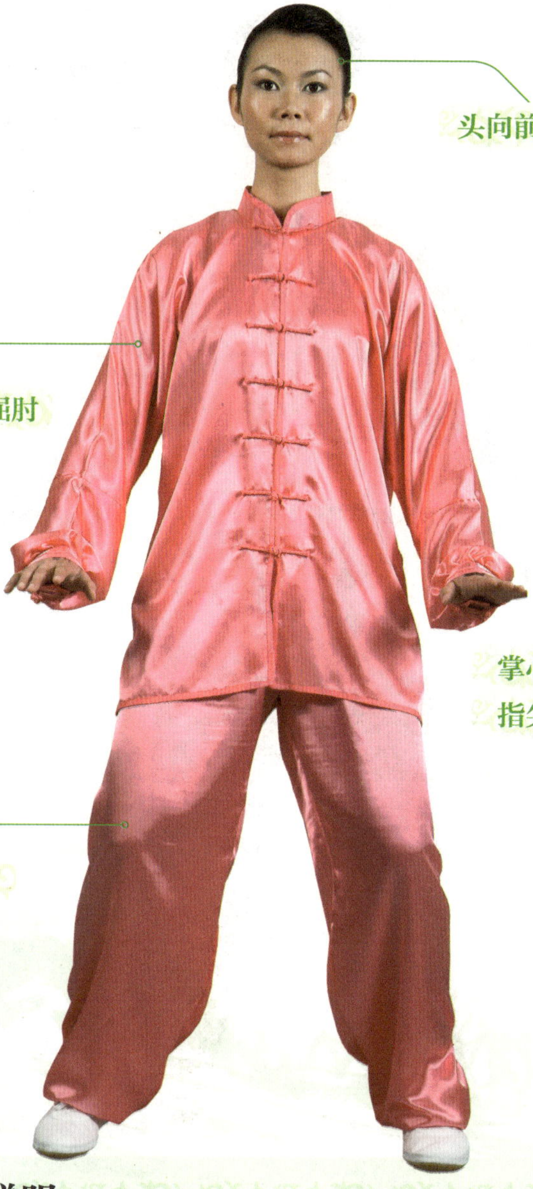

头向前转正

两臂内旋屈肘

掌心向下，
指尖向前

两膝微屈

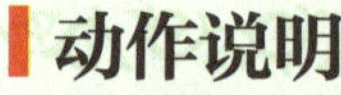

动作说明

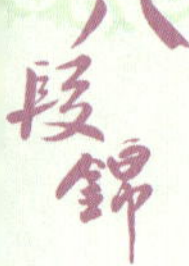

两腿膝关节微屈，同时两臂内旋按于髋旁，指尖向前；目视前方。

4

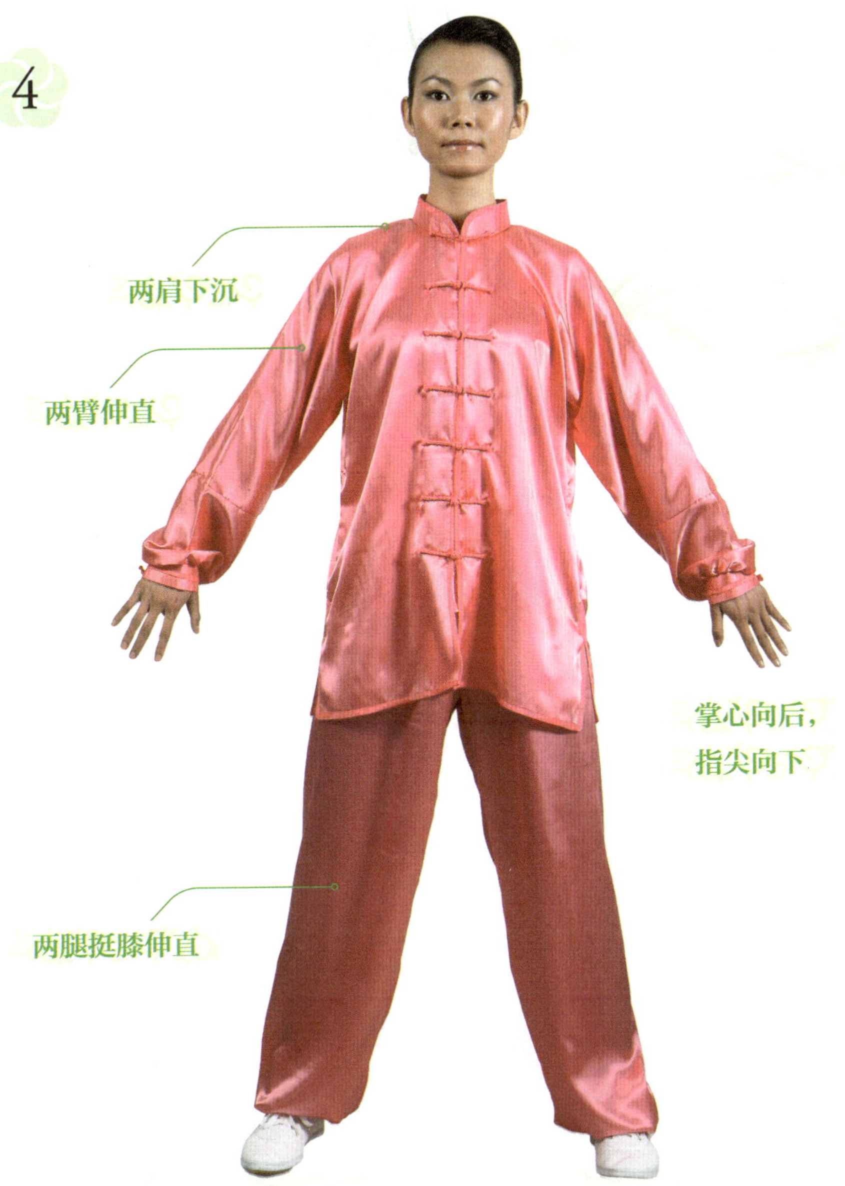

动作说明

两腿挺膝，重心升起，同时双臂伸直，指尖向下；目视前方。

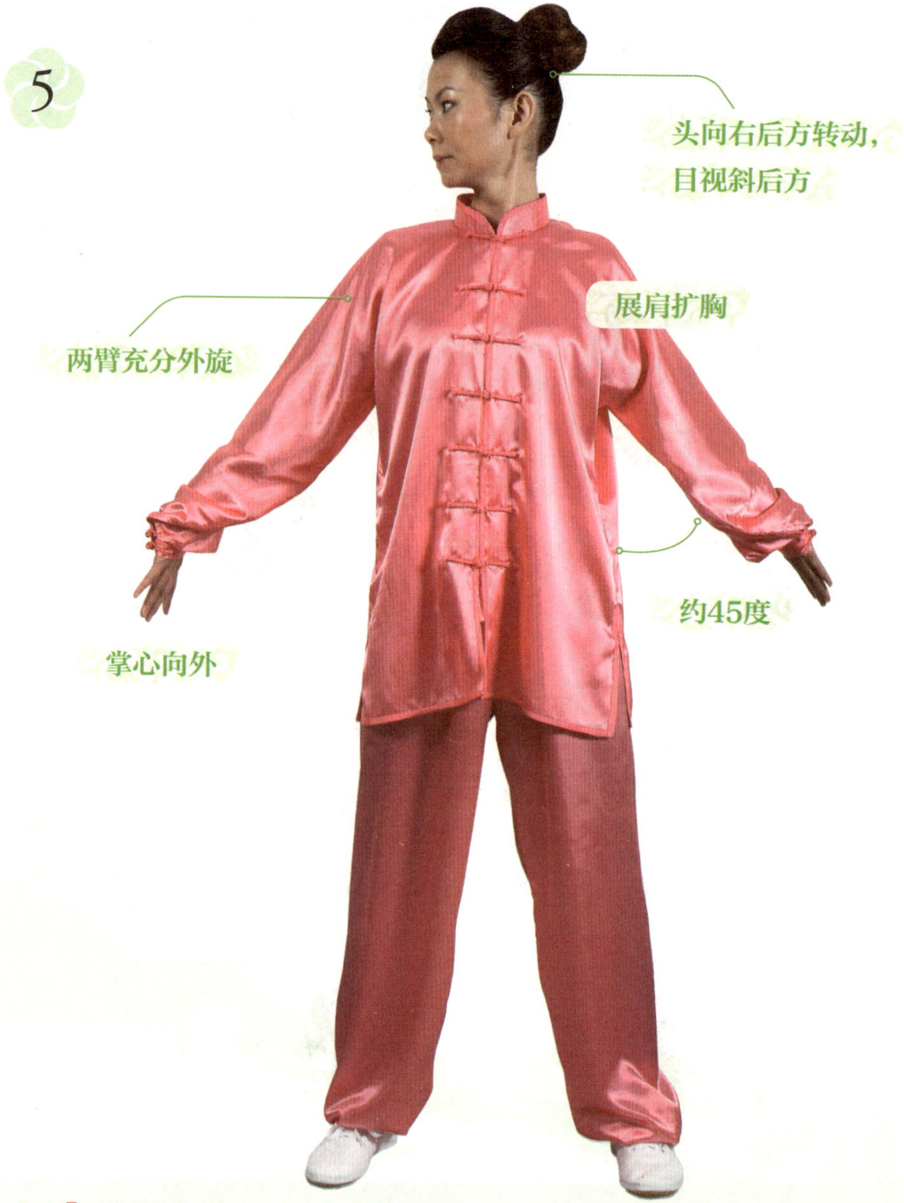

5

头向右后方转动，目视斜后方

展肩扩胸

两臂充分外旋

约45度

掌心向外

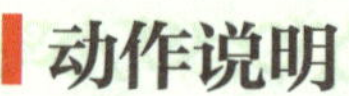

动作说明

接着，两臂外旋，掌心向外，头向右后转，动作稍停；目视右斜后方。

6

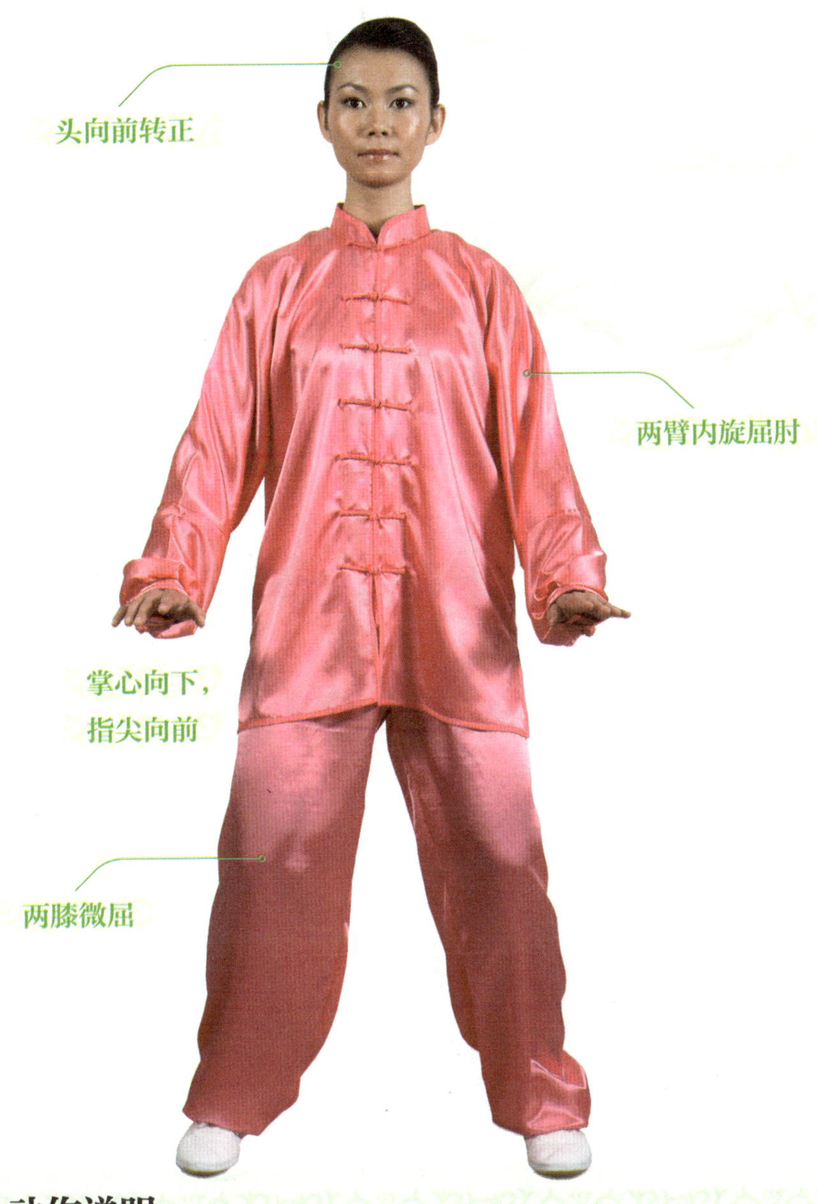

动作说明

两腿膝关节微屈，同时两臂内旋按于髋旁，指尖向前；目视前方。

7

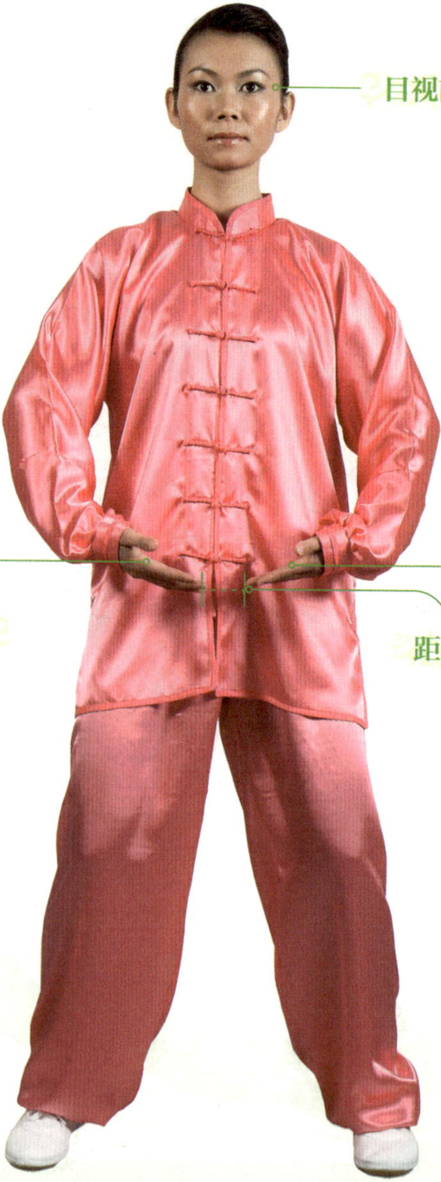

目视前方

掌心向上，
指尖相对

两掌捧于腹前

距离约10厘米

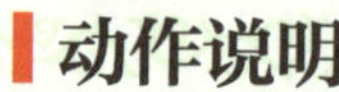

动作说明

本式动作一左一右为1遍，共做3遍。3遍结束后，两腿膝关节微屈，同时两掌捧于腹前；目视前方。

· 第五段锦

摇头摆尾去心火

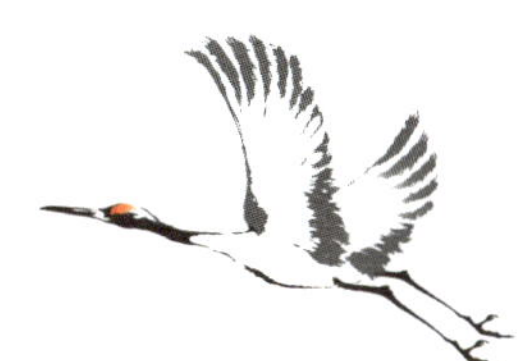

文化内涵

中医认为，心火指心肝虚火过旺的症候。心属火，推动血液在血脉中运行、主宰神志活动。如果饮食辛辣或心情烦闷、爱生气，就容易化火，引发口舌生疮、失眠多梦等多种症状。

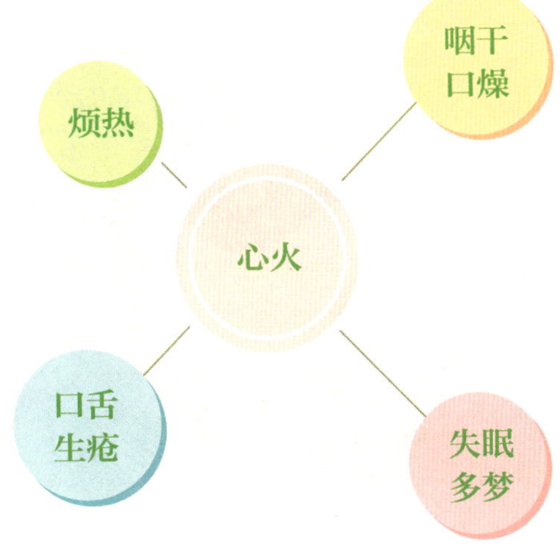

功理功效

摇头可以刺激大椎穴，摆动尾闾可以刺激脊柱和命门穴，整式动作增强了颈、腰、髋的关节灵活性和力量。

注意

摇头不挺胸，
摆尾不动腿。

练习提示

“摇头摆尾去心火”是八段锦中最难、最复杂的一式，初学者可适当调整重心和马步的距离，尤其是年老体弱者及关节病患者。蹲马步时，身体不能太前倾，重心要在两腿之间，立腰竖颈，不能翘臀。步型由马步转为偏马步时，右腿弯曲，左腿微屈，身体重心在右腿，且上半身倾斜。

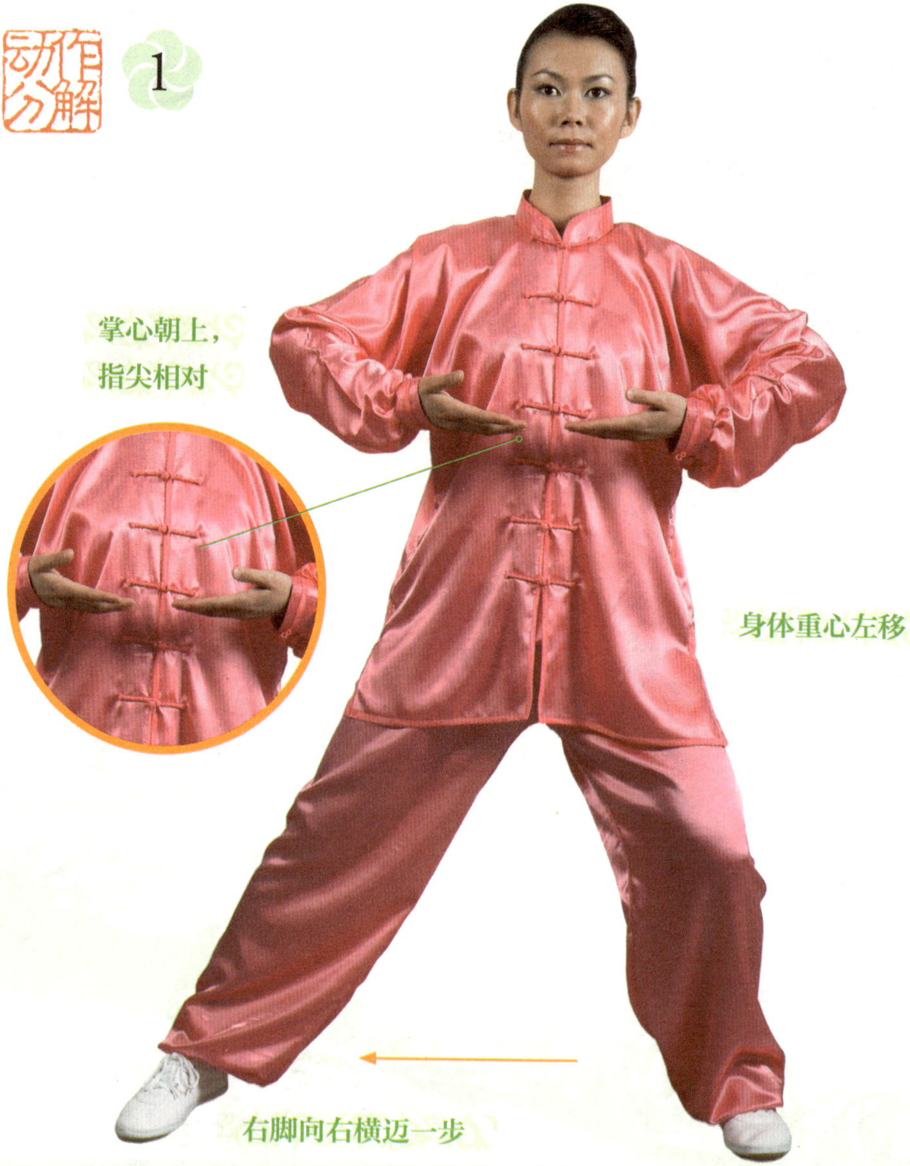

动作分解 1

掌心朝上，
指尖相对

身体重心左移

右脚向右横迈一步

动作说明

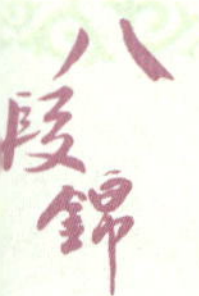

重心左移，右脚向右横迈一步，同时两臂内旋，两掌上托约与胸同高，掌心朝上。

2

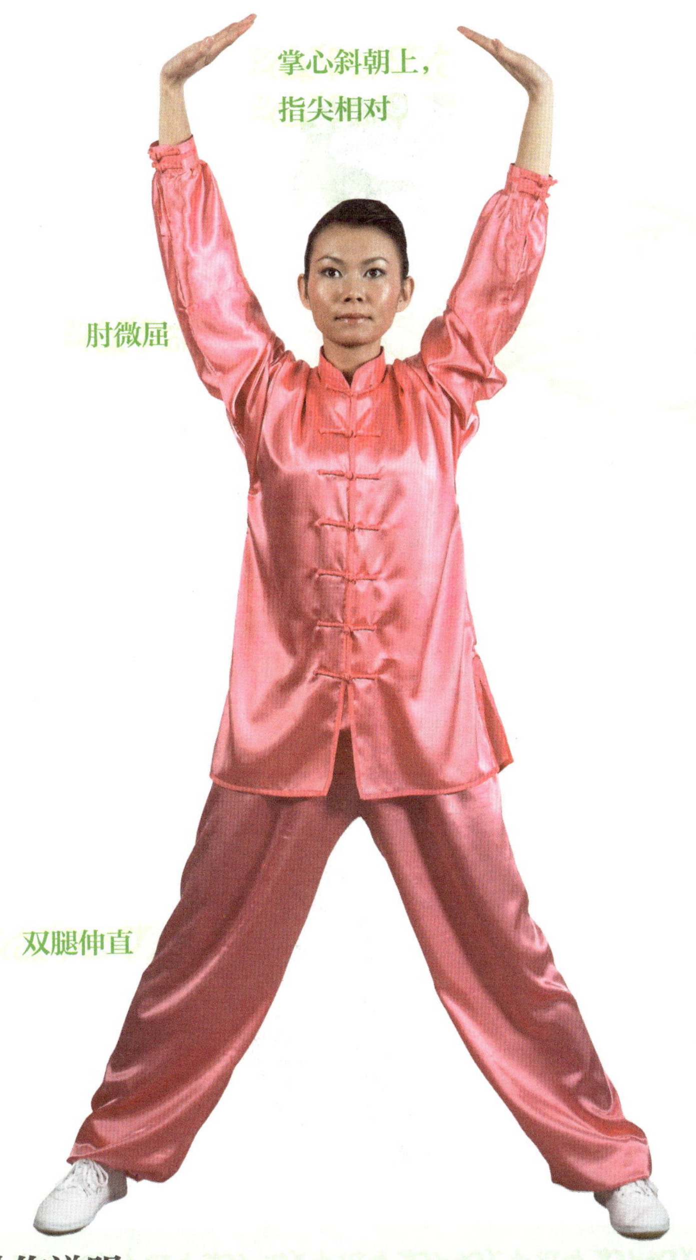

动作说明

双腿膝关节伸直，两掌继续上托至头上方，肘关节微屈，指尖相对；目视前方。

竖颈

身体不能前倾

立腰

不能翘臀

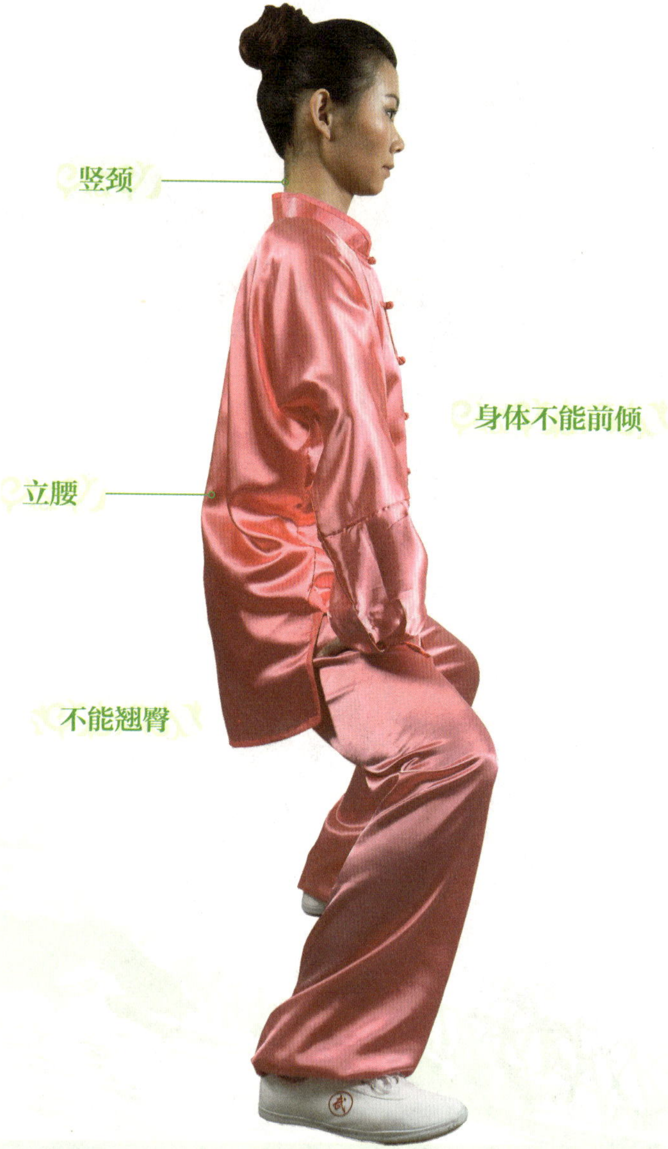

动作说明

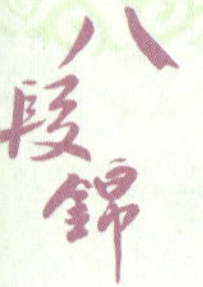

两腿屈膝半蹲成马步，同时两臂向两侧下落，两掌扶于大腿上方。

4

身体重心右移
目视右脚面
右腿膝关节弯曲
左腿膝关节稍屈

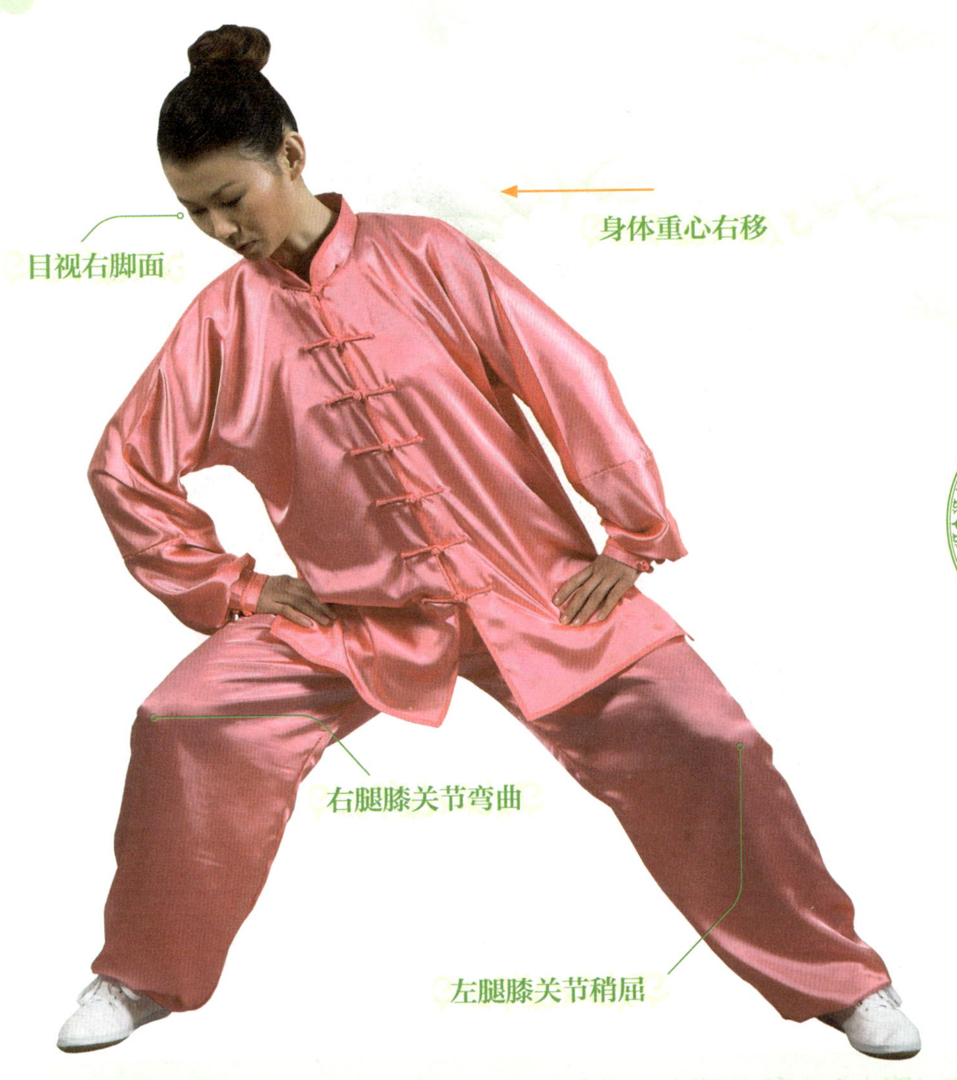

动作说明

重心向上稍升起，随之重心右移向右侧倾，俯身；目视右脚面。

5

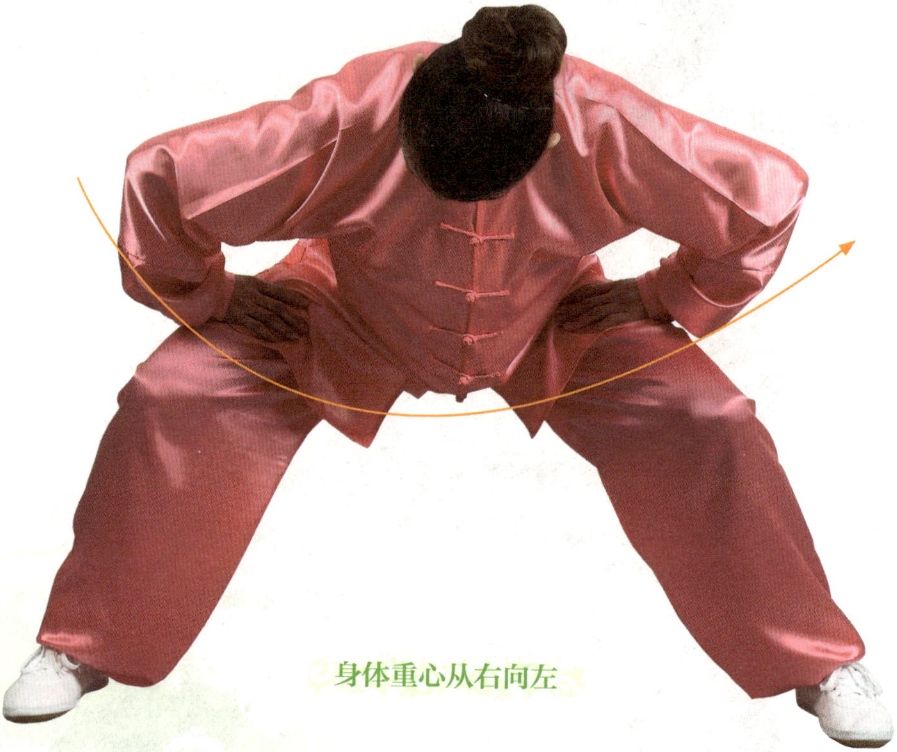

身体重心从右向左

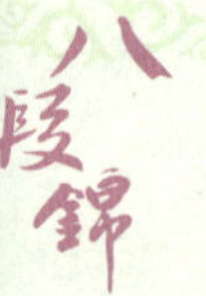

动作说明

重心左移，同时上体由右向前、向左旋转。

6

目视右脚跟
身体重心左移
右腿膝关节稍屈
左腿膝关节弯曲

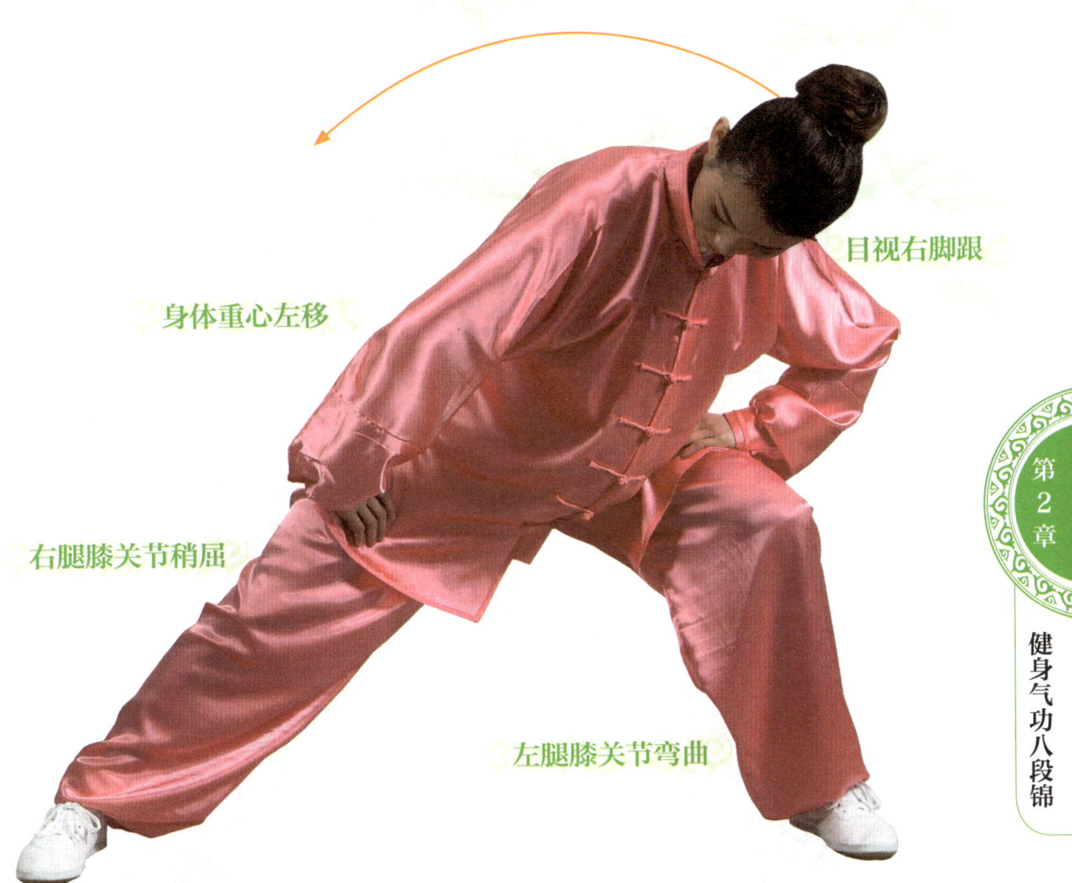

动作说明

身体慢慢左移成偏马步状，上半身随之俯身；目视右脚跟。

7

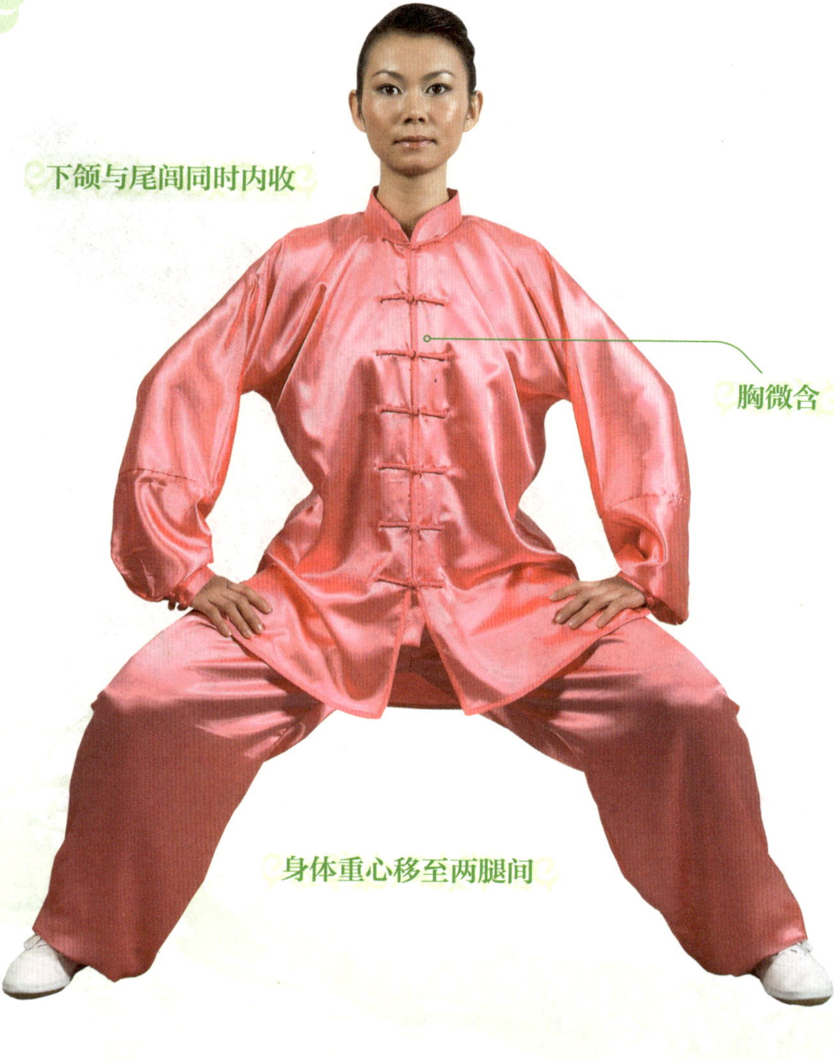

下颌与尾闾同时内收

胸微含

身体重心移至两腿间

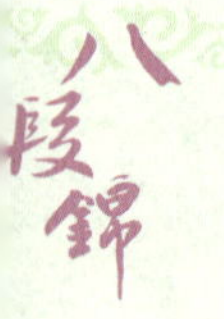

动作说明

重心右移成马步，同时头向后摇，上体立起，随之下颌微收；目视前方。

8

身体重心左移动
目视左脚面
左腿膝关节弯曲
右腿膝关节稍屈

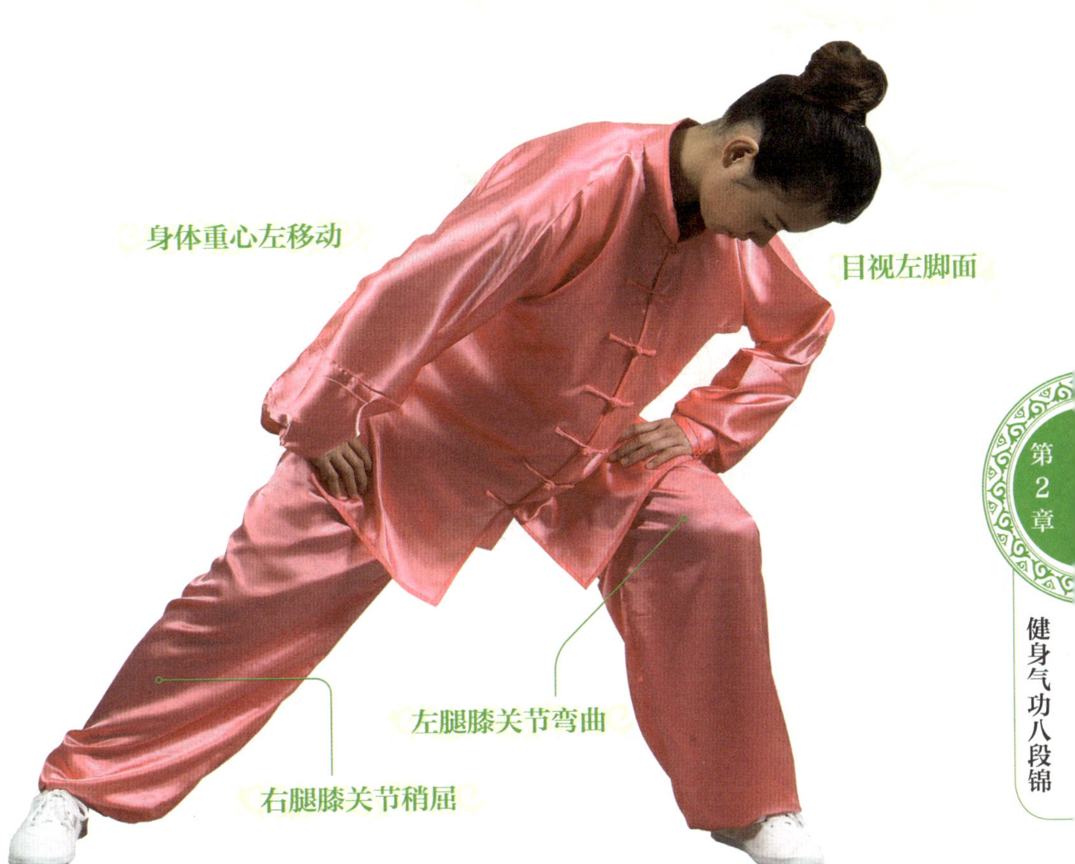

动作说明

重心向上稍升起，随之重心左移，向左侧倾，俯身；目视左脚面。

9

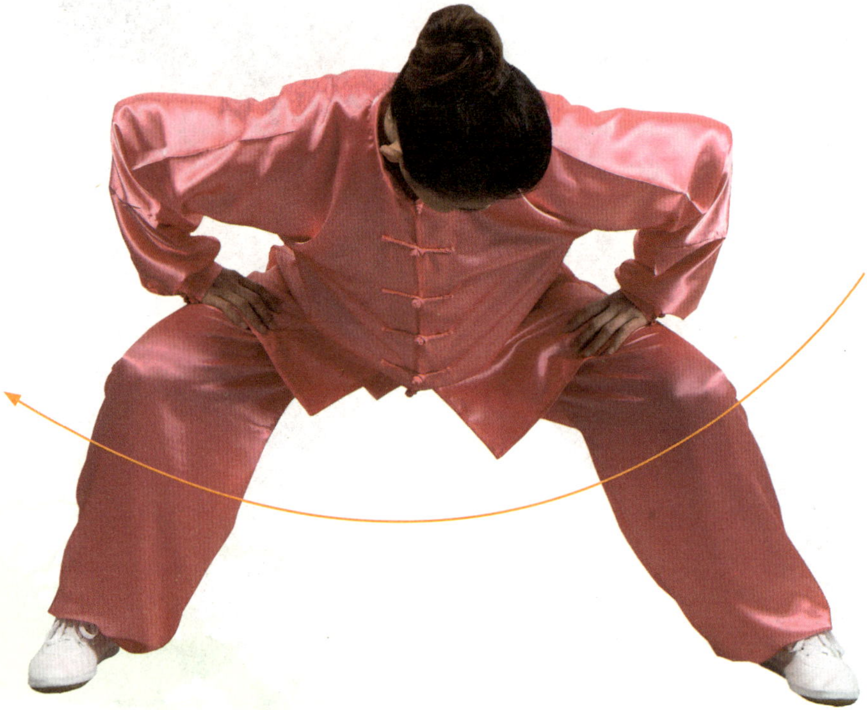

身体重心从左向右

动作说明

重心右移，同时上体由左向前、向右旋转。

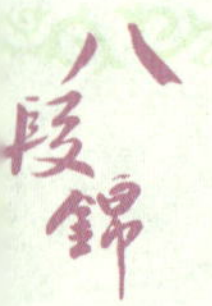

10

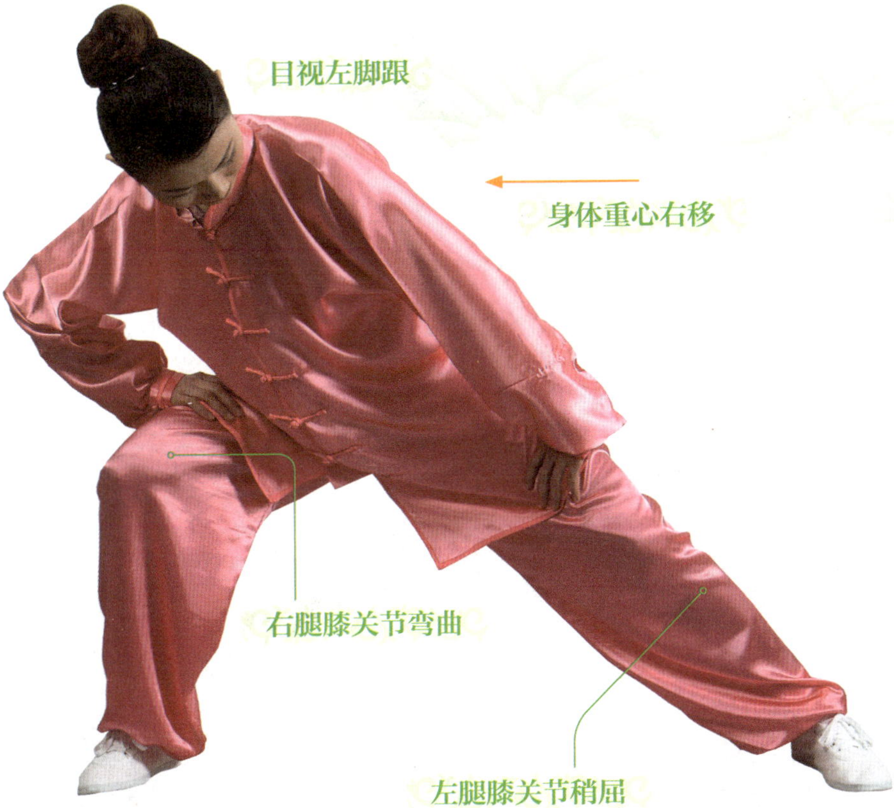

目视左脚跟

身体重心右移

右腿膝关节弯曲

左腿膝关节稍屈

动作说明

身体慢慢右移成偏马步状，上半身随之俯身；目视左脚跟。

11

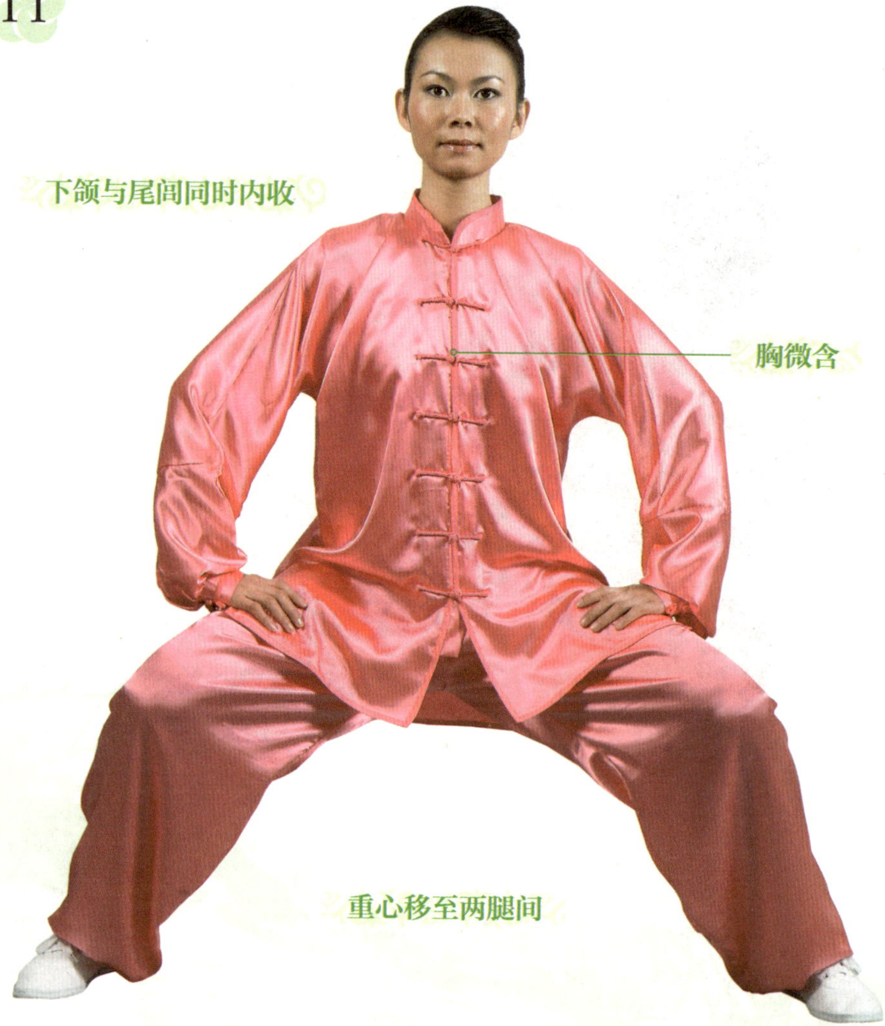

下颌与尾闾同时内收

胸微含

重心移至两腿间

动作说明

重心左移成马步，同时头向后摇，上体立起，随之下颌微收；目视前方。

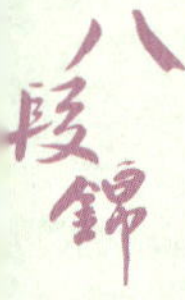

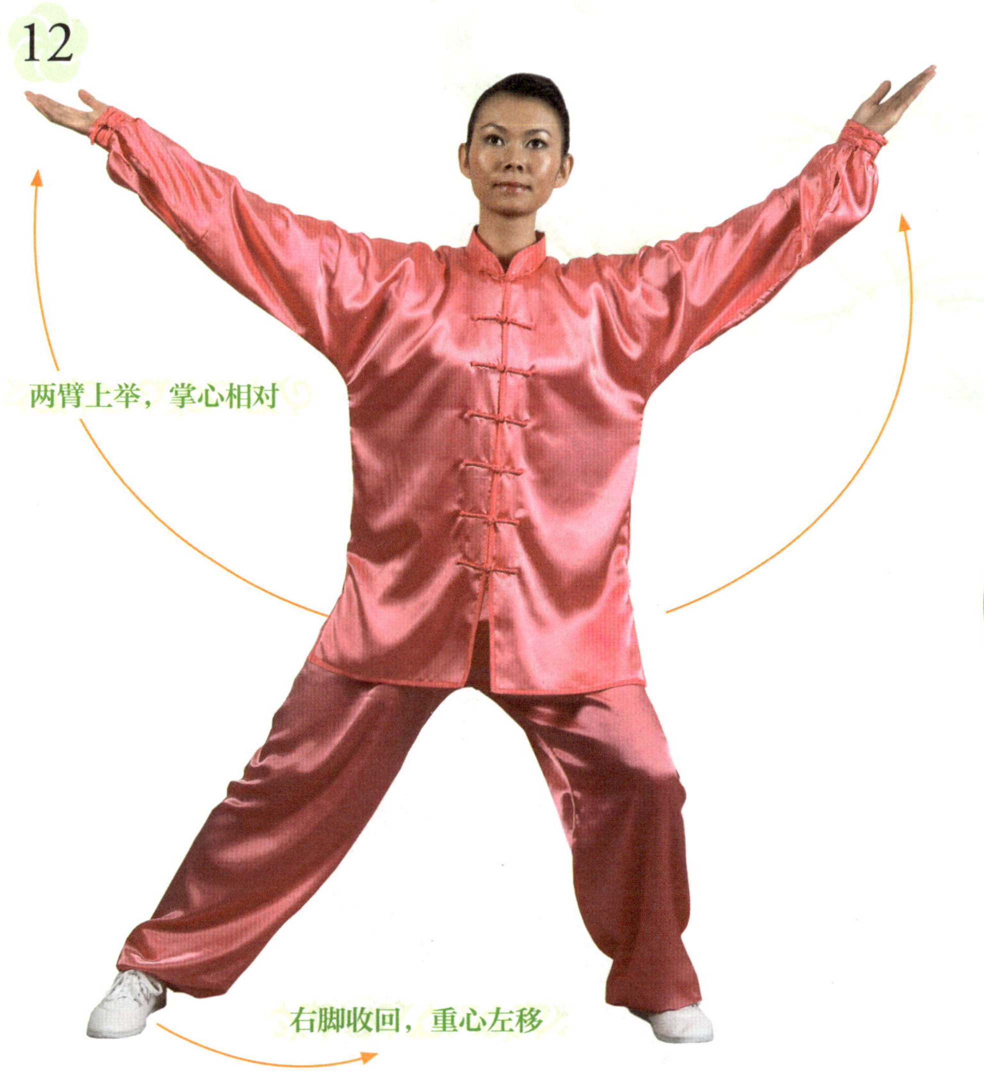

动作说明

本式一左一右为1遍，共做3遍；做完第3遍后，重心左移，右脚回收成开步站立，同时两臂经两侧上举，两掌心相对。

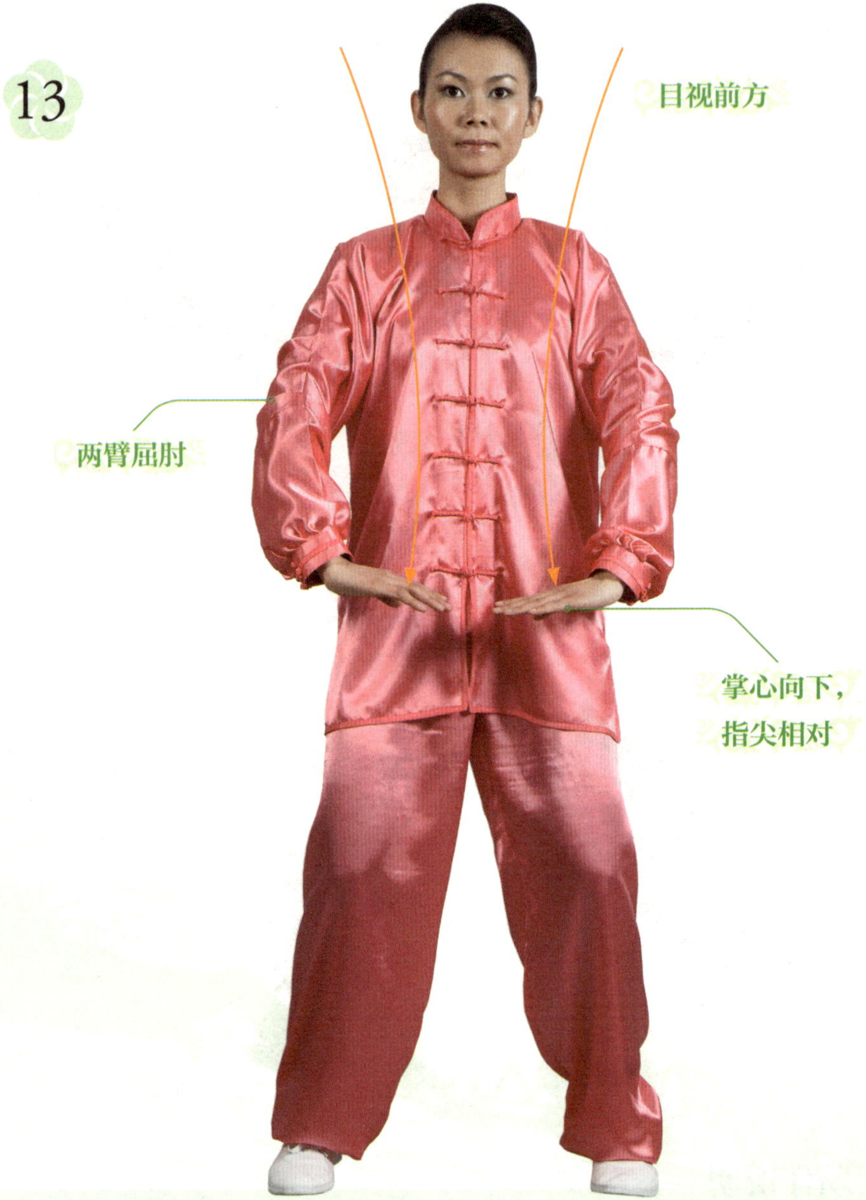

13

目视前方

两臂屈肘

掌心向下，
指尖相对

动作说明

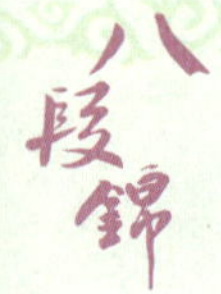

两腿膝关节微屈，同时两掌下按至腹前，指尖相对；目视前方。

·第六段锦

两手攀足固肾腰

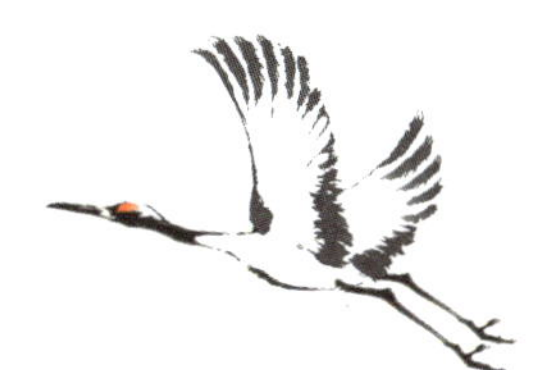

文化内涵

两掌摩运配合俯身攀足，能有效牵拉膀胱经，刺激督脉上的命门、肾俞等重要穴位，起身动作还可牵拉足少阴肾经。前屈和伸背来源于古导引术中的“长引腰”。

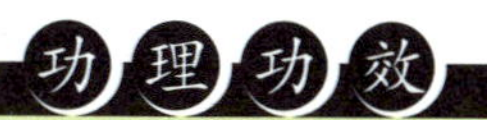

通过循经按摩，能刺激肾、肾上腺及输尿管，防治生殖、泌尿系统慢性病，起到固肾壮腰效果。同时，前屈伸背可增强脊柱周边的肌肉力量，有效预防颈椎、腰椎疾病。

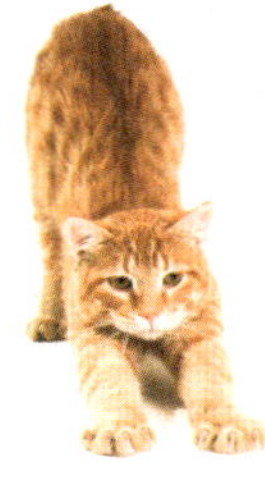

“长引腰”模仿了猫伸懒腰的动作。

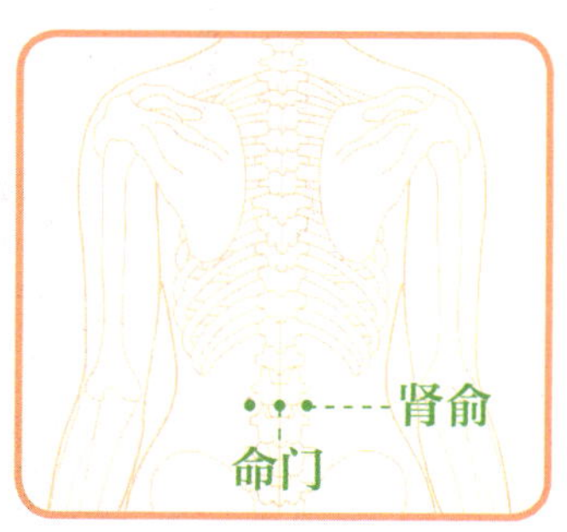

肾俞在第二腰椎旁开二指宽处。命门，位于第二腰椎下。

练习提示

年老体弱或患病者，要根据自身情况灵活调整习练幅度，不可强求。两臂外旋，两手随之后插腋下时，动作要缓慢，全身放松。反复摩运的动作要适当用力，到足面时切记松腰沉肩，两膝挺直。向上起身时要以臂带身。配合呼吸法，即手上举时吸气，身体前俯、握足时呼气；直腰后仰头时吸气，再直腰时呼气。

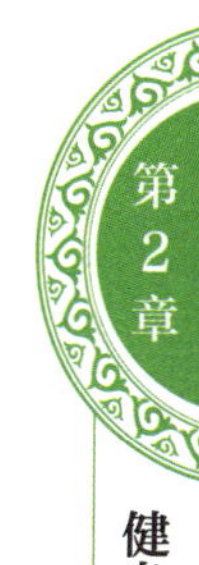

动作分解 1

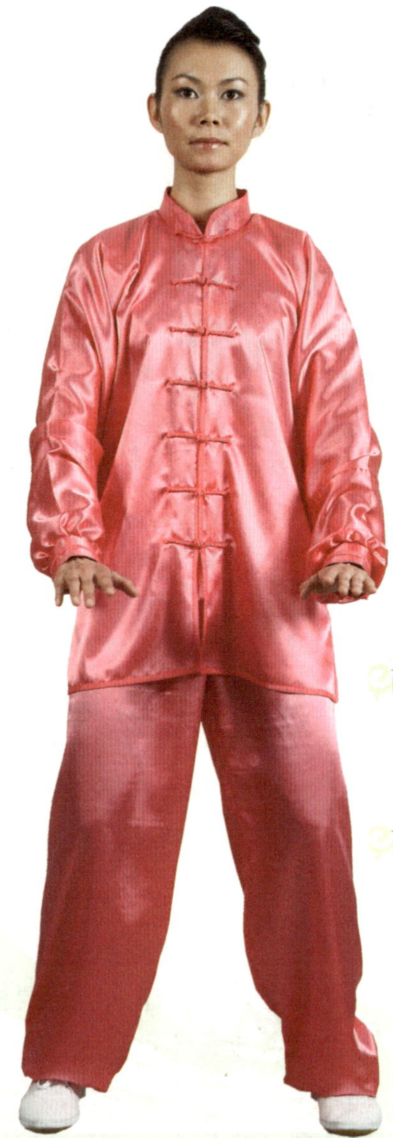

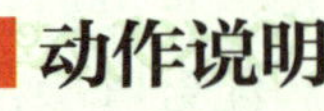

动作说明

八段锦

两腿挺膝站立，同时两掌指尖向前。

2

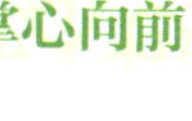

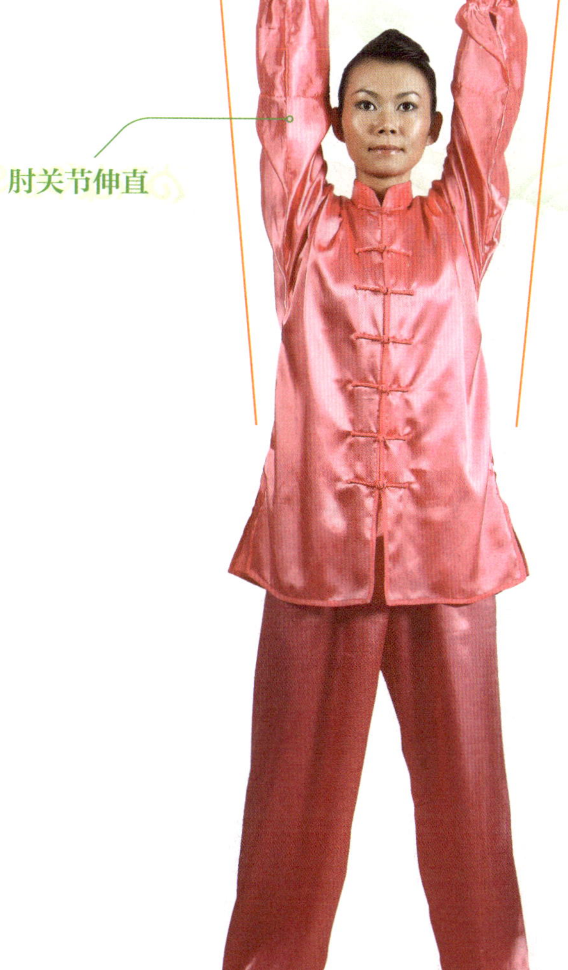

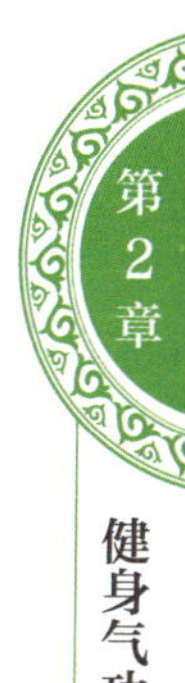

动作说明

两臂向前、向上举起，肘关节伸直，掌心向前；目视前方。

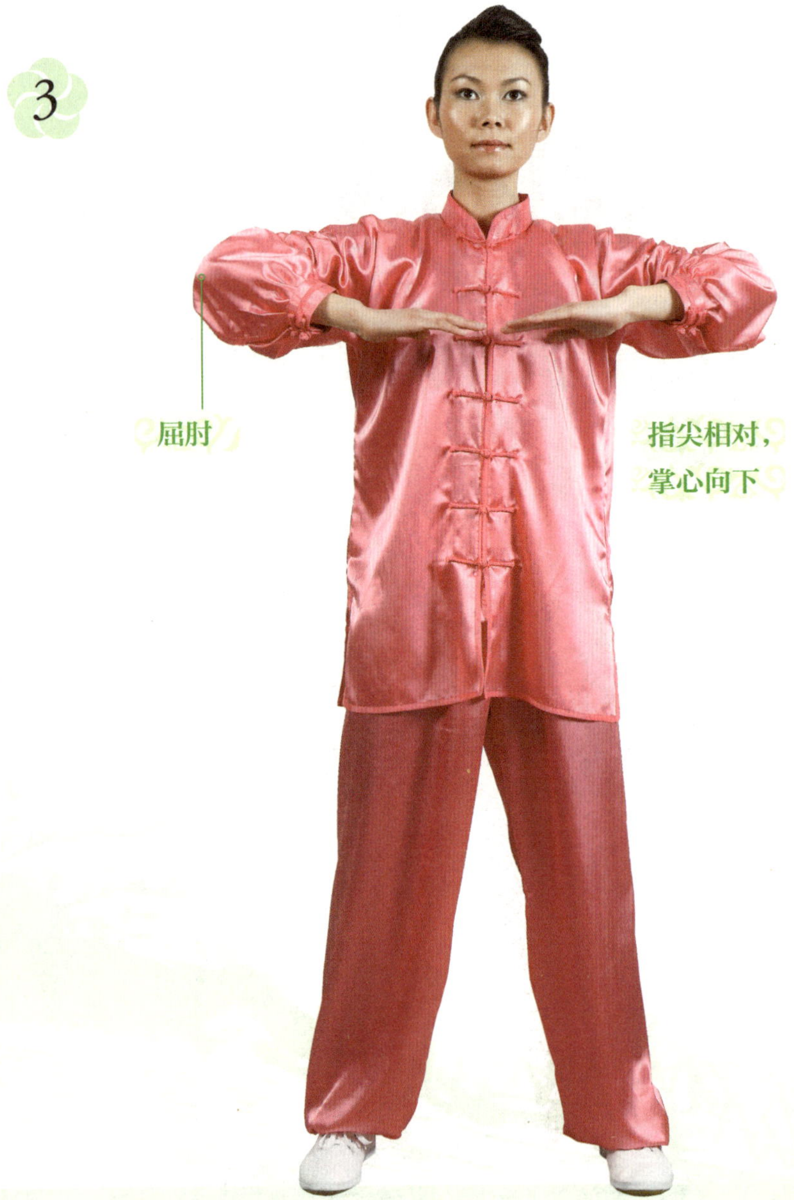

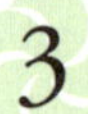

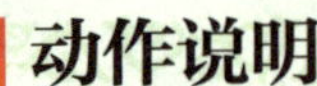

动作说明

两臂屈肘，两掌下按至胸前，掌心向下，指尖相对。

4

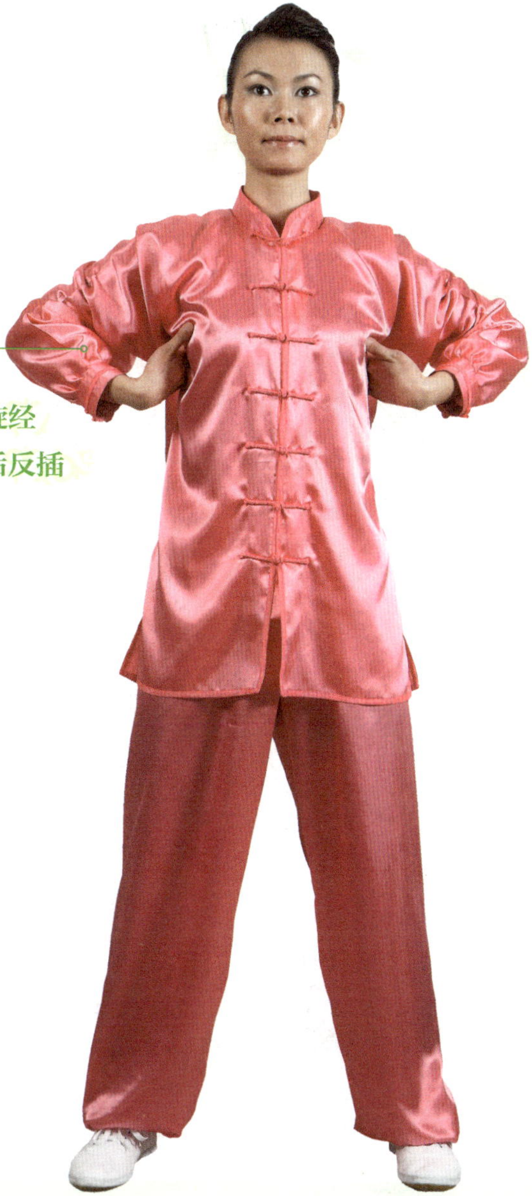

手掌内旋经
腋下向后反插

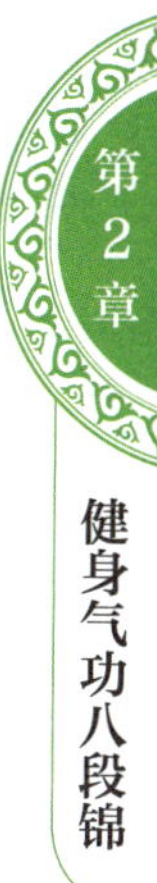

动作说明

两臂外旋，两掌心向上，随之两掌掌指顺腋下后插。

5

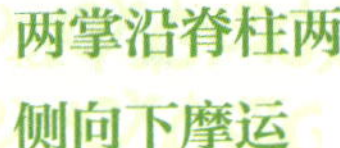

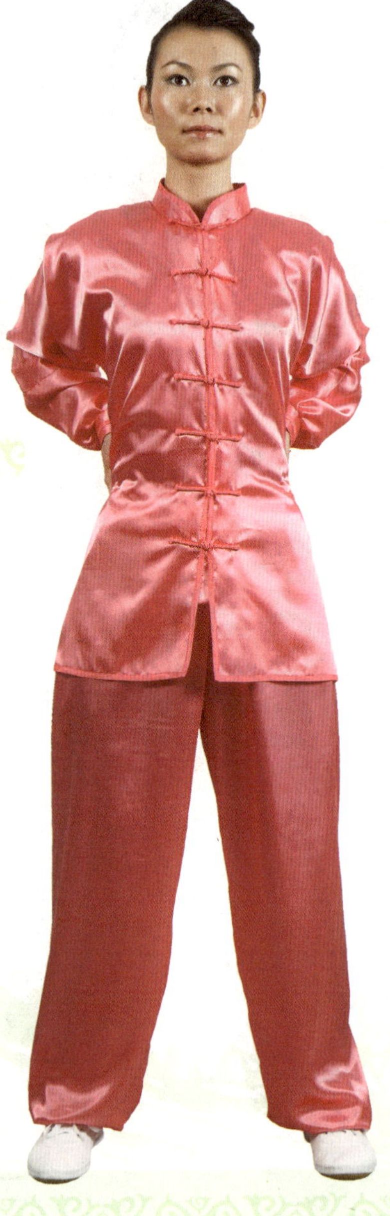

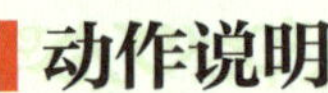

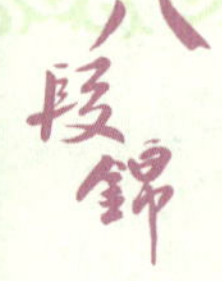

两掌心向内，沿脊柱两侧向下摩运至臀部。

6

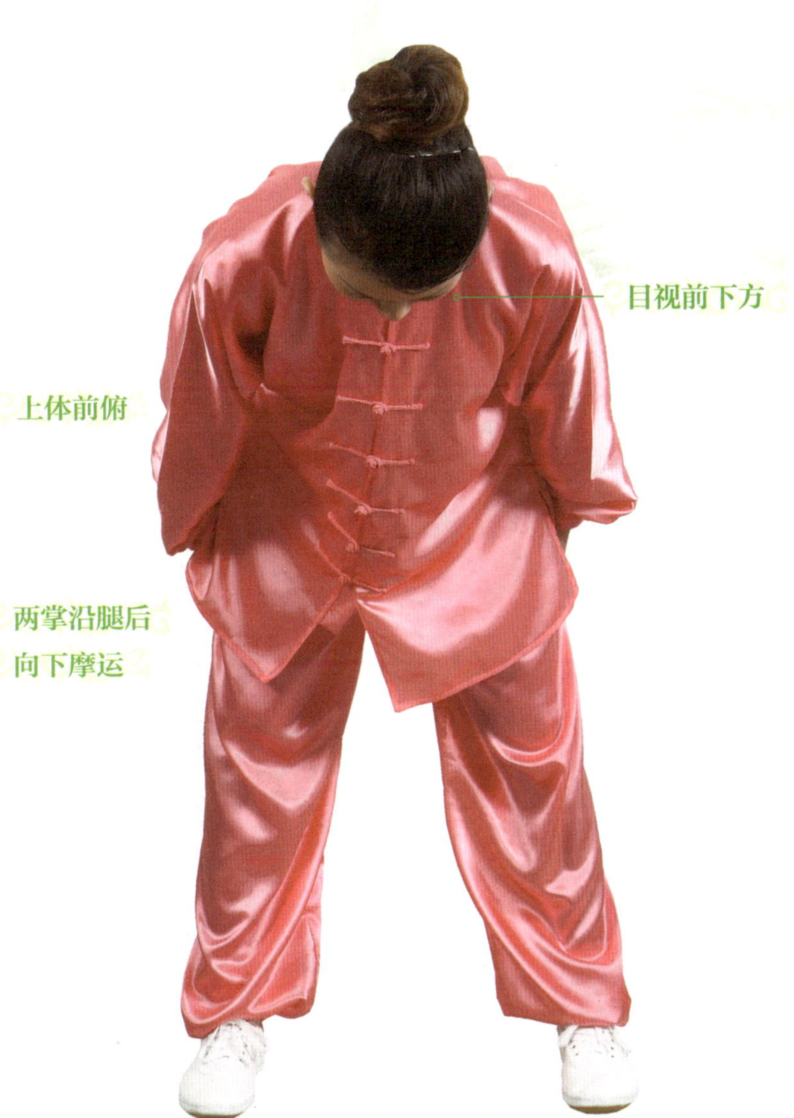

动作说明

随之上体前俯，两掌继续沿腿后向下摩运。

塌腰，翘臀

微抬头，
目视前下方

两掌置于脚面，
掌指朝前

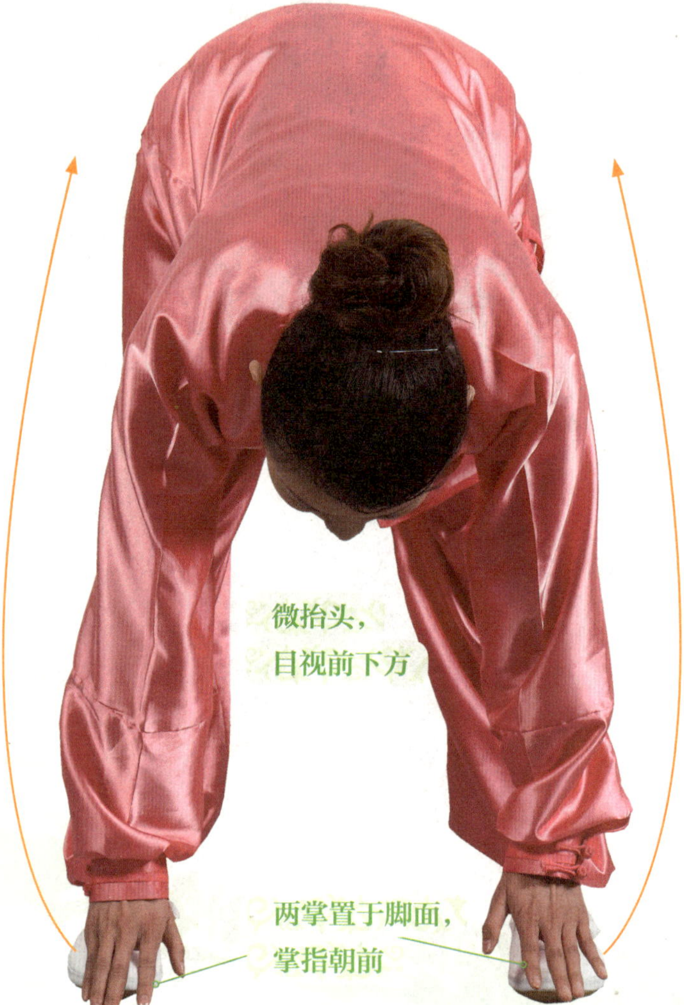

动作说明

两掌经脚两侧置于脚面；抬头，目视前下方；动作略停。

8

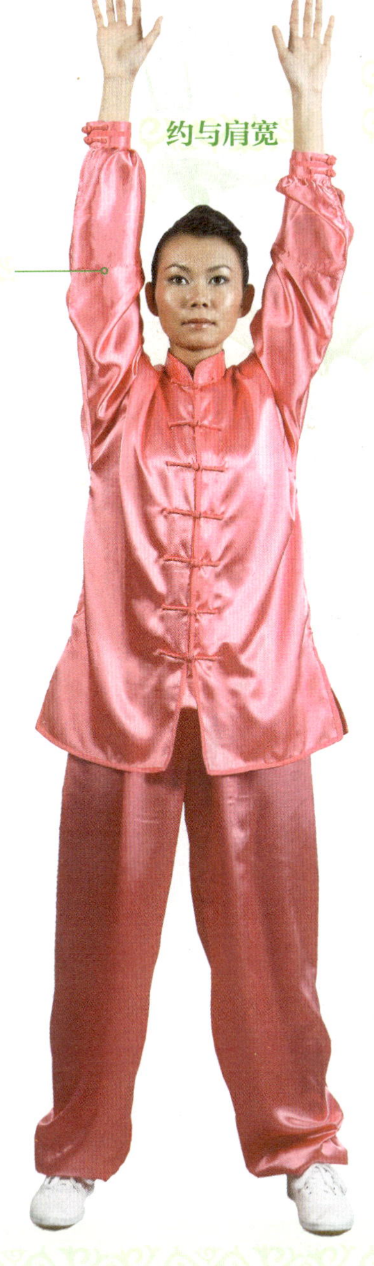

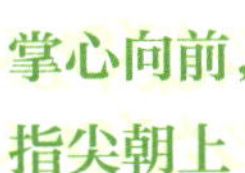

约与肩宽

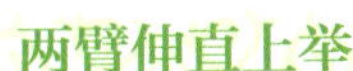

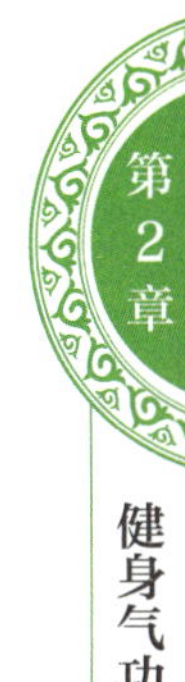

动作说明

两掌沿地面前伸，随之用手臂带动上体立起，两臂肘关节伸直上举，掌心向前。

9

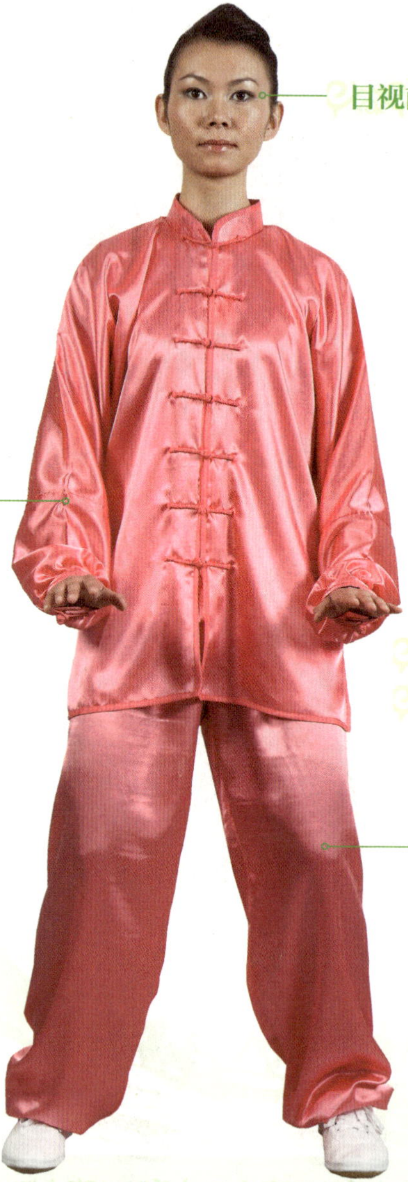

目视前方

肘稍屈

掌心朝下，
掌指朝前

两腿膝关节弯曲

动作说明

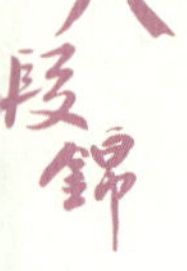

本式一上一下为1遍，共做6遍。做完第6遍后，两腿膝关节弯曲，同时两掌向前下按至腹前，掌心向下，指尖向前；目视前方。

· 第七段锦

攒拳怒目增气力

文化内涵

中国传统文化中阴阳调和的理念，在此动作里便有体现。双手一伸一收，实现虚实转换。通过手部旋动刺激原穴，同时怒目可宣泄肝火，释放内心积压的不良情绪。

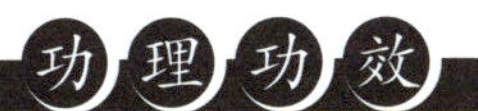

本式中的“怒目圆睁”可刺激肝经，调理肝血，进而强健筋骨。两腿下蹲，双手攒拳、抓握、旋腕等动作可刺激手、足经脉及穴位，长期习练，可使全身肌肉结实，气力增加。

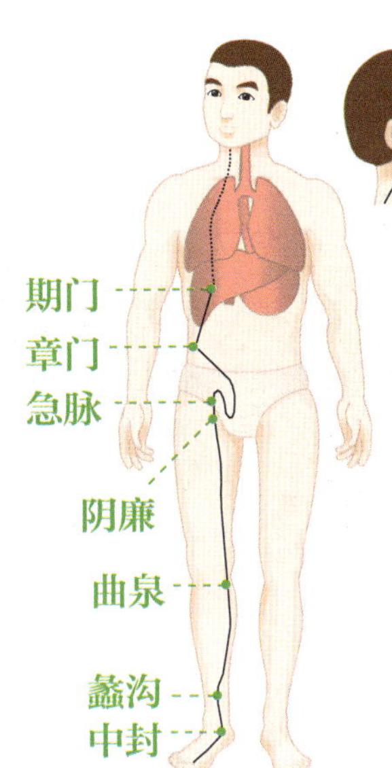

中医认为，“肝主筋，开窍于目”。“怒目圆睁”可刺激肝经。

肝经

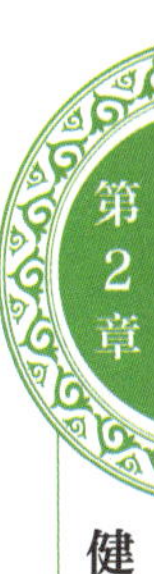

练习提示

这一式的动作要点是出拳时怒目圆睁，脚趾抓地，小臂贴肋前送，头向上顶。马步的高低可根据自己腿部力量灵活掌握。回收时要旋腕，先五指伸直，充分旋腕后再屈指用力抓握。容易犯的错误是出拳时身体前倾，耸肩；回收时，旋腕不明显，抓握无力。

动作分解 1

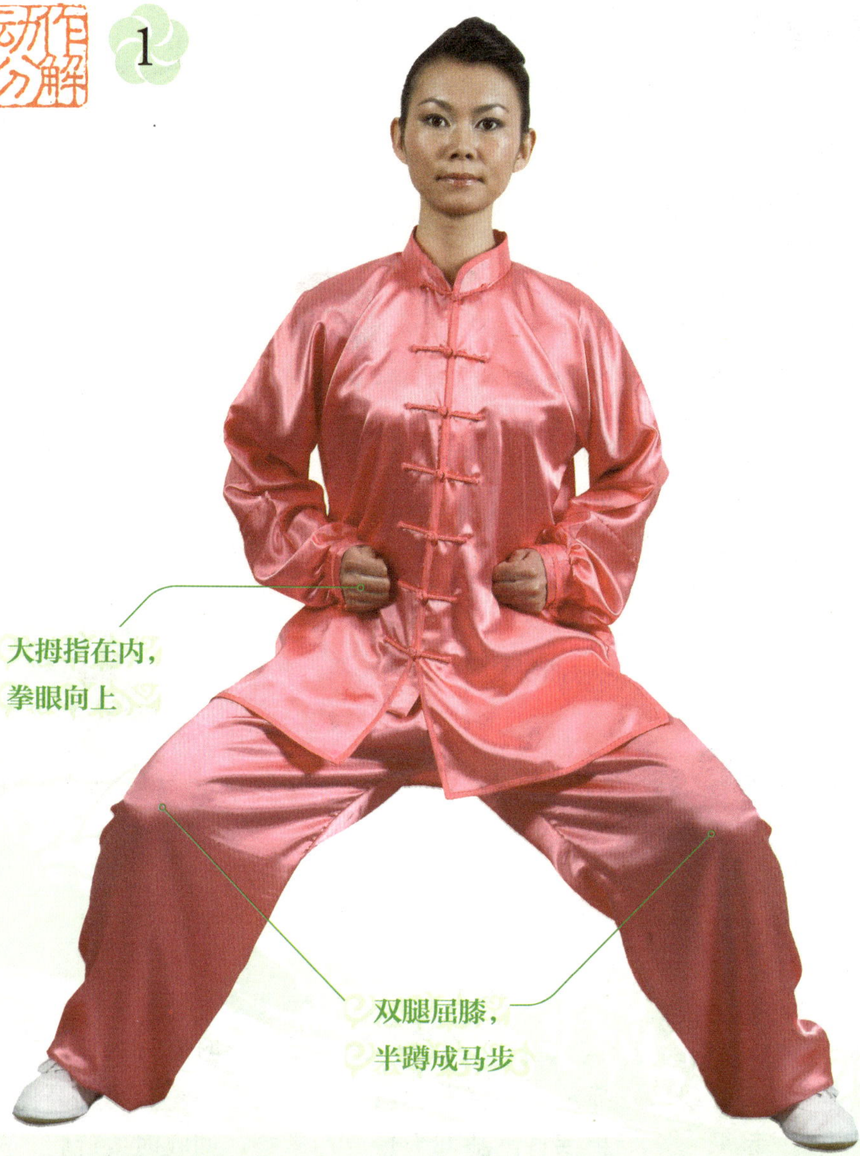

大拇指在内，
拳眼向上

双腿屈膝，
半蹲成马步

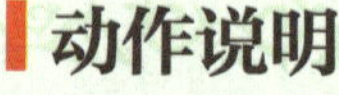

动作说明

重心右移，左脚向左开步，两腿半蹲成马步，同时两掌握拳于腰侧，大拇指在内，拳眼向上；目视前方。

八段锦

2

怒目圆睁，
目视左拳
肘关节微屈
左拳约与肩同高
脚趾抓地

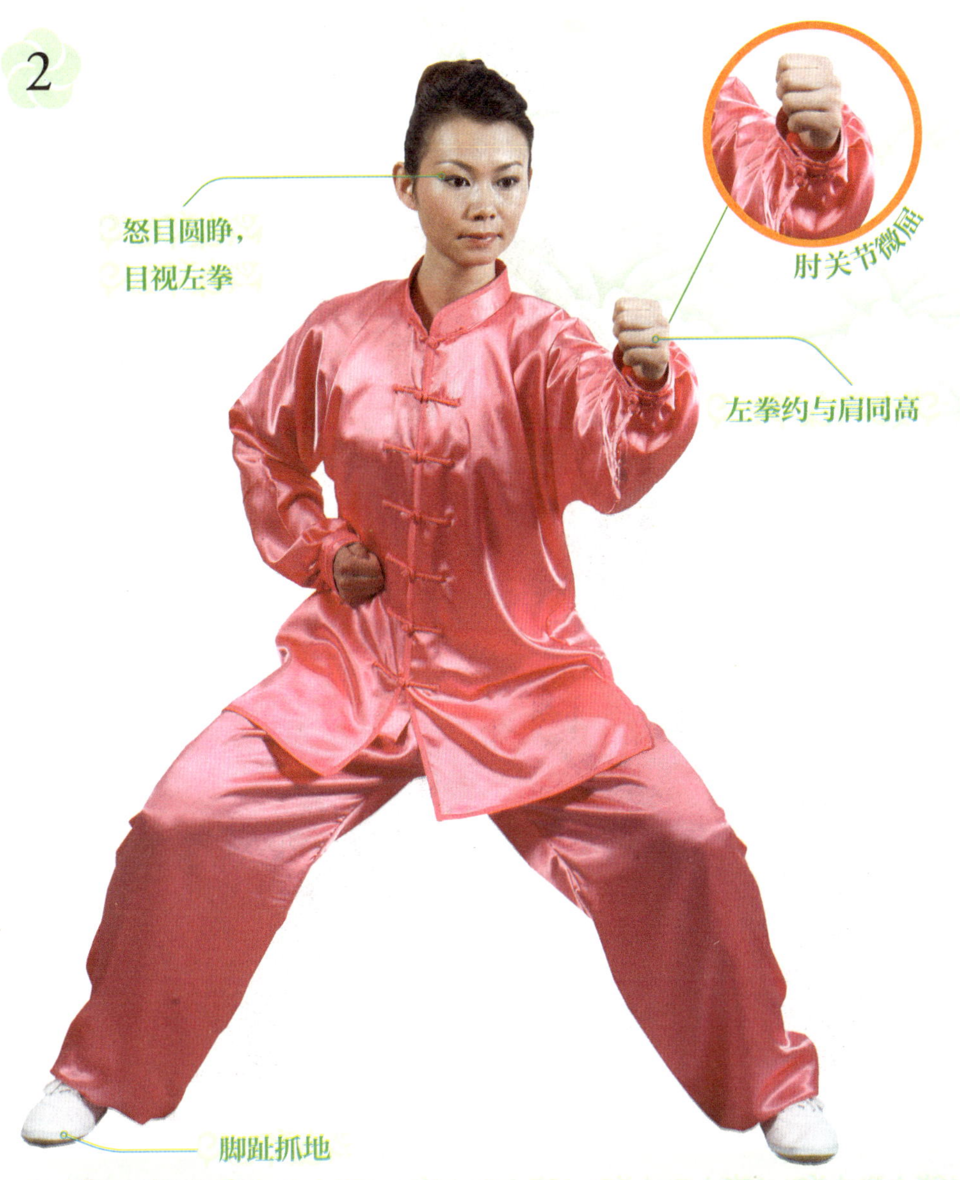

动作说明

左拳向前冲出，与肩同高，拳眼向上；目视左拳。

3

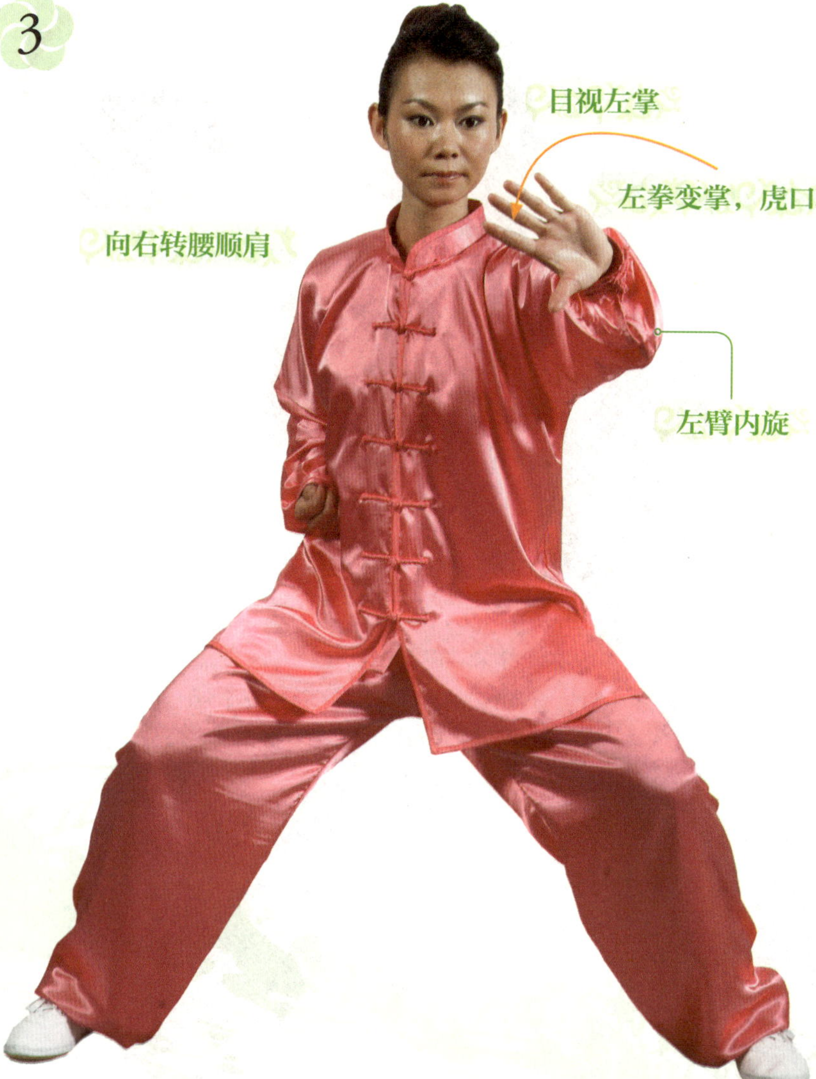

目视左掌

左拳变掌，虎口朝下

向右转腰顺肩

左臂内旋

动作说明

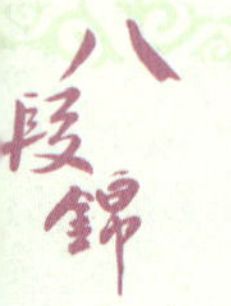

向右转腰顺肩，同时左臂内旋，左拳变掌，虎口向下；目视左掌。

4
左臂外旋，屈肘
眼睛睁圆，
目视左拳
拳心朝上
脚趾抓地

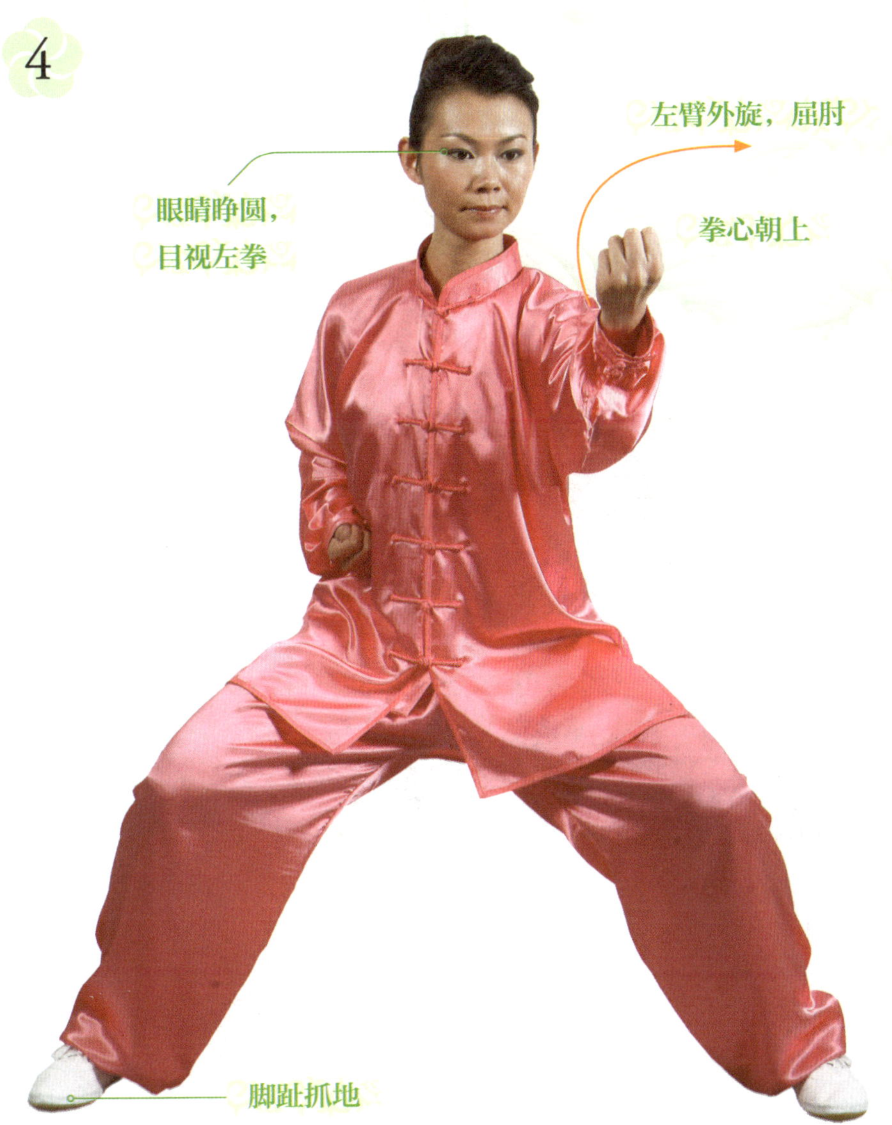

动作说明

左臂外旋，肘关节微屈，同时左掌向左缠绕，变掌心向上后握固，大拇指在内；目视左拳。

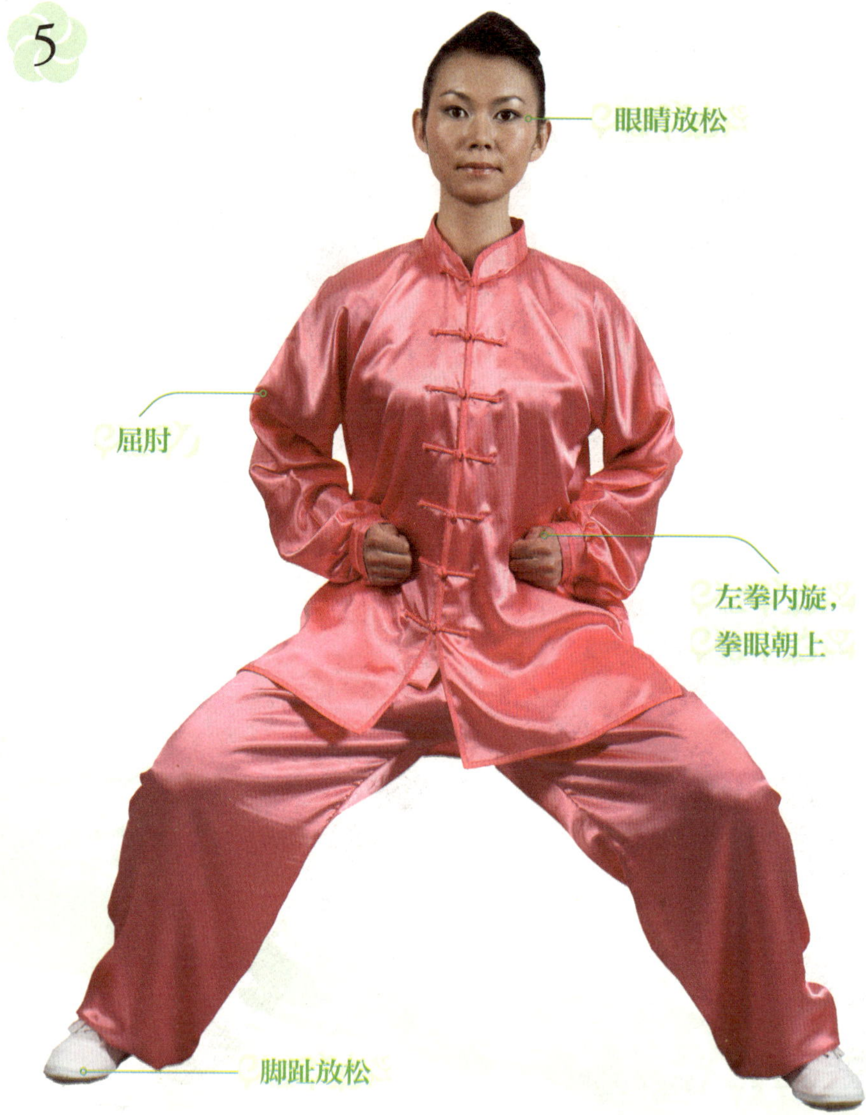

5

眼睛放松

屈肘

左拳内旋，
拳眼朝上

脚趾放松

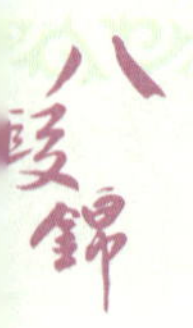

动作说明

左拳屈肘回收至腰侧，拳眼向上，目视前方。

6

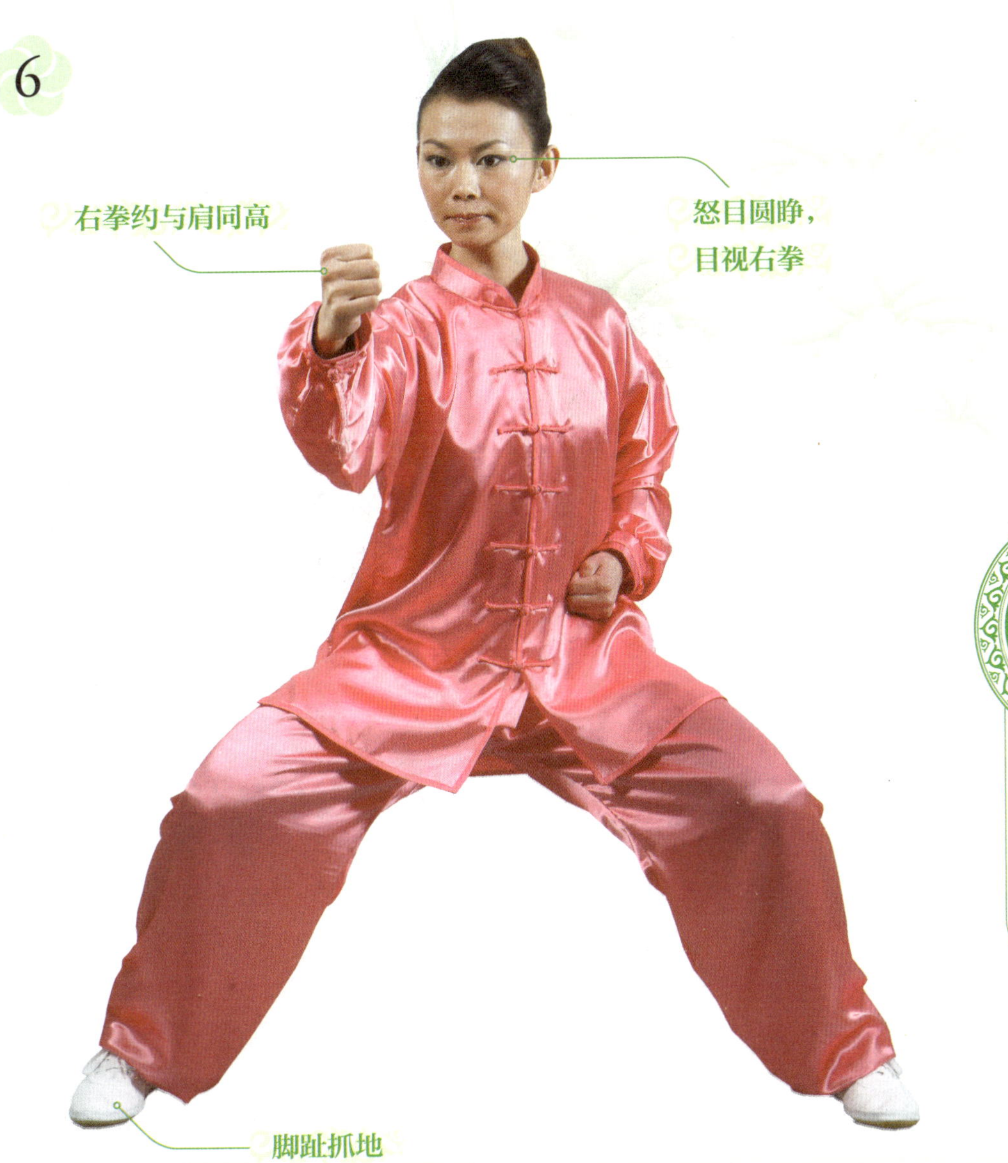

动作说明

右拳向前冲出，与肩同高，拳眼向上；目视右拳。

7

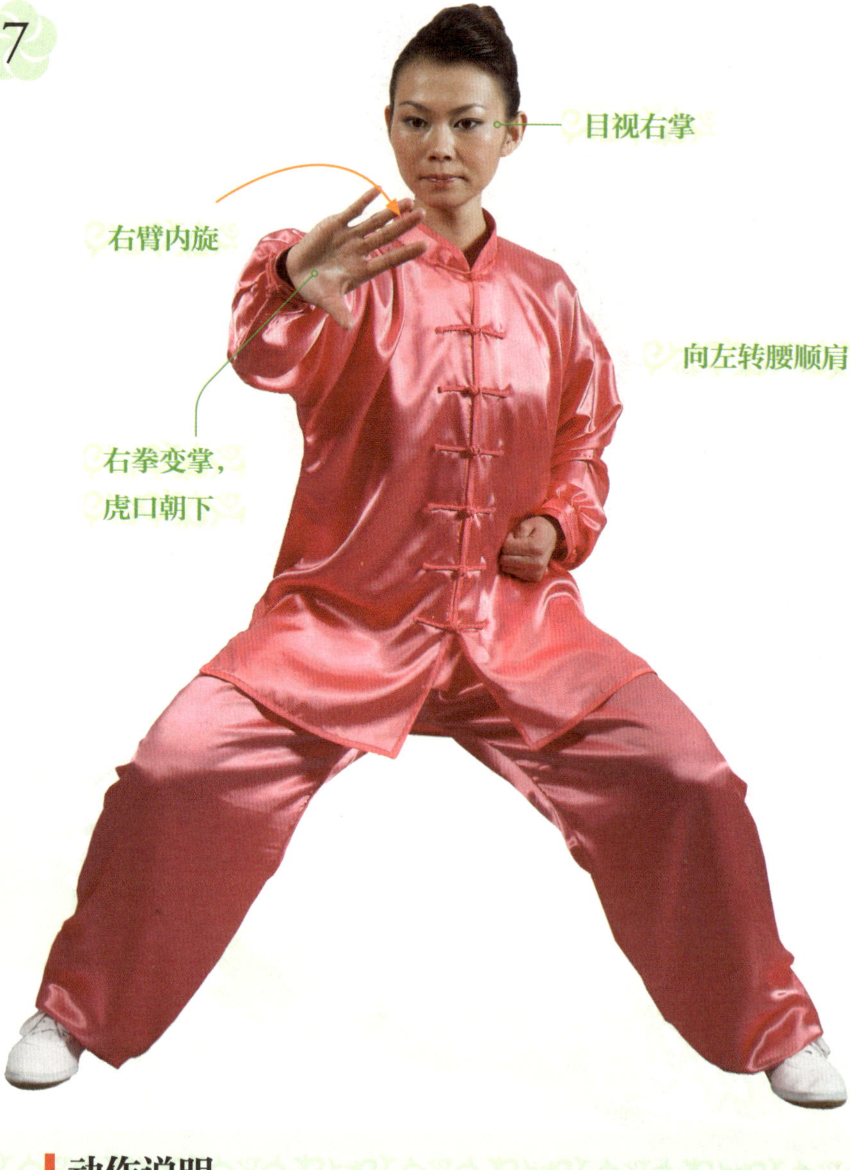

目视右掌

右臂内旋

向左转腰顺肩

右拳变掌，
虎口朝下

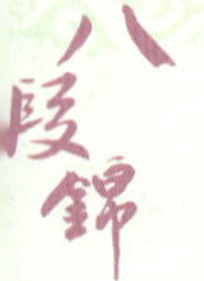

动作说明

向左转腰顺肩，同时右臂内旋，右拳变掌，虎口向下；目视右掌。

8
眼睛睁圆，
目视右拳
右臂外旋，屈肘
拳心朝上
脚趾抓地

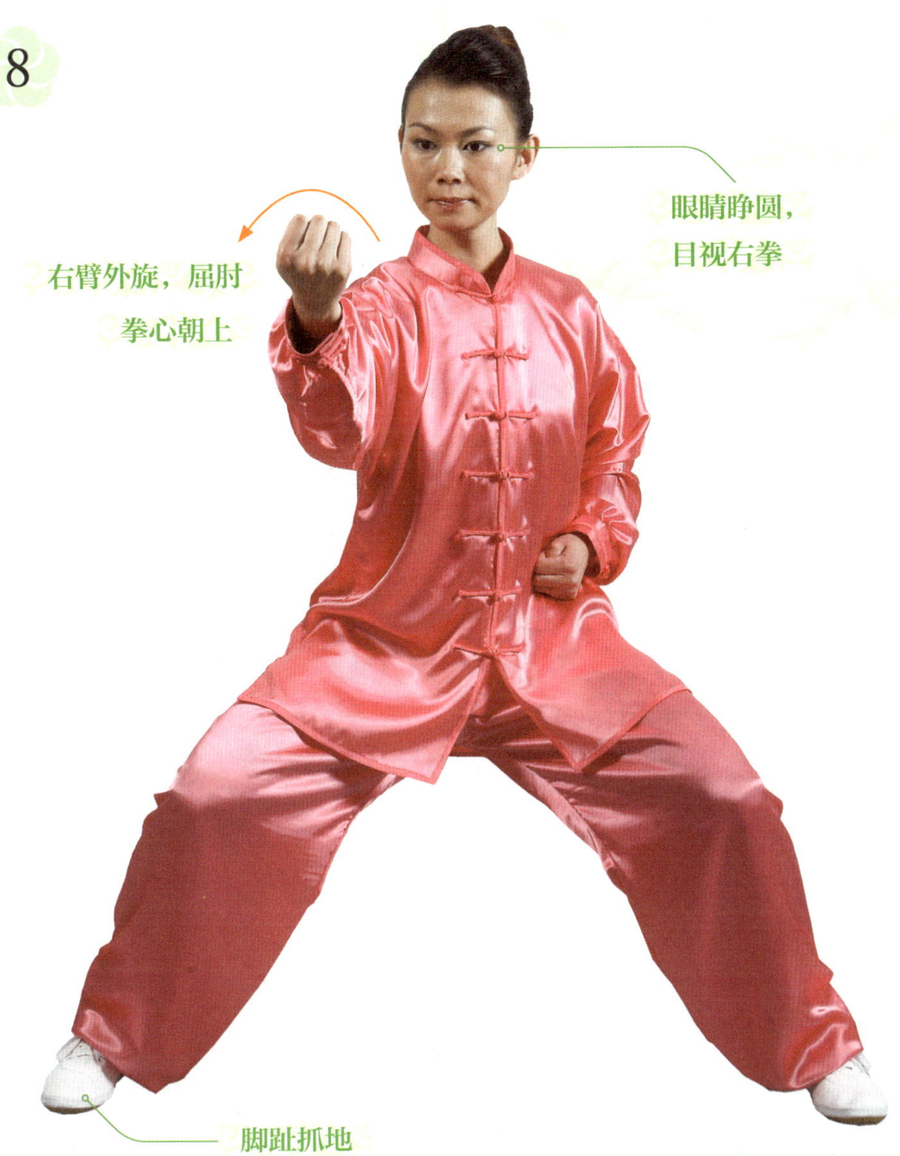

动作说明

右臂外旋，肘关节微屈，同时右掌向右缠绕，变掌心向上后握固，大拇指在内；目视右拳。

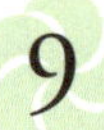

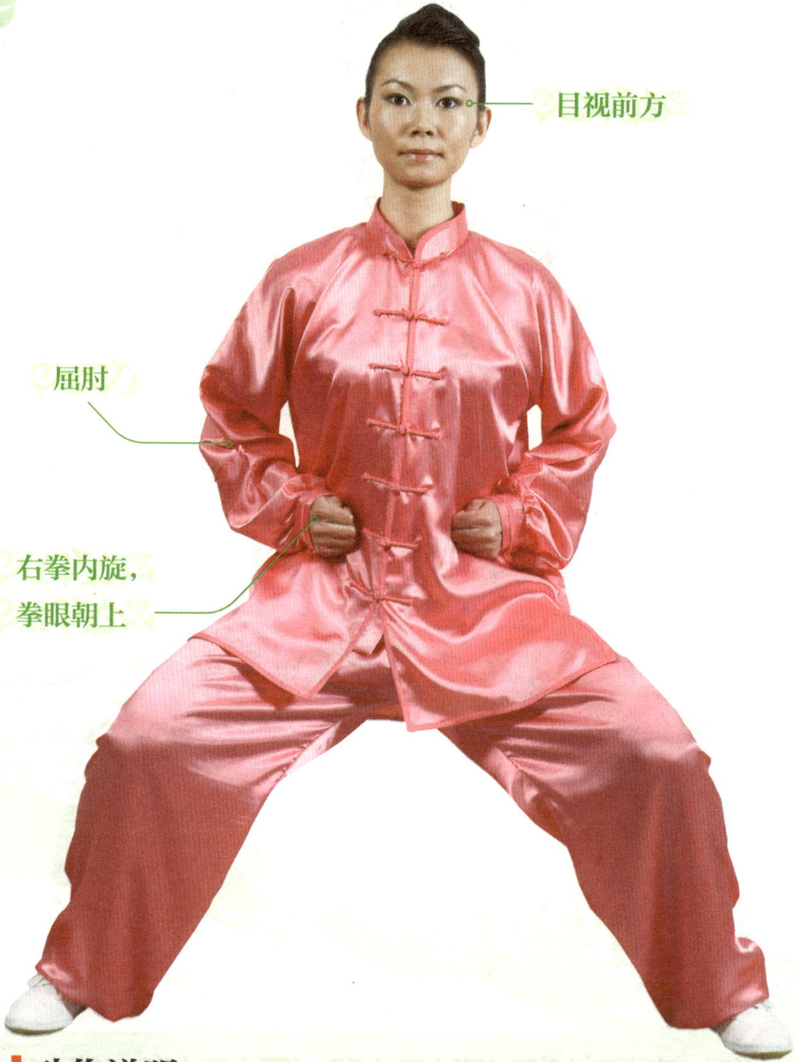

动作说明

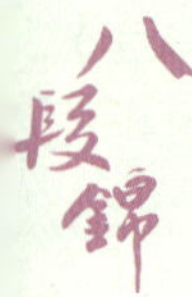

右拳屈肘回收至腰侧，拳眼向上，目视前方。本式一左一右为1遍，共做3遍。做完后，双臂自然下垂，双腿并拢，放松。

第八段锦

背后七颠百病消

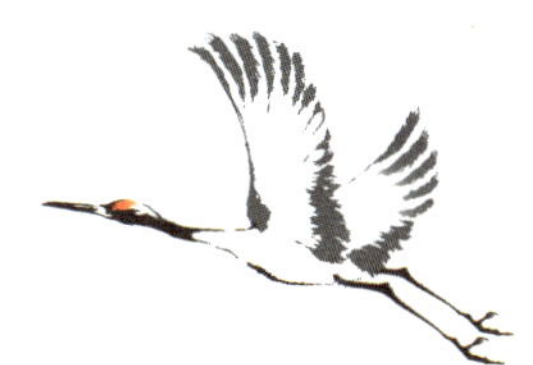

文化内涵

中医理论认为，身体有病当“取十二原”，而脚踝处也是原穴的所在处。并且提踵、颠足对其有着较强的刺激。数字“七”则与我们的传统文化息息相关。

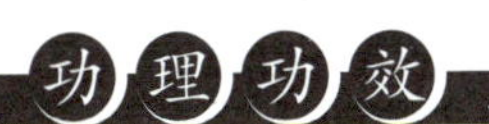

功理功效

脚趾抓地，刺激足部经脉，可调节脏腑功能；颠足刺激脊柱与督脉，锻炼小腿肌肉力量，通畅全身经络气血，提高人体平衡能力。

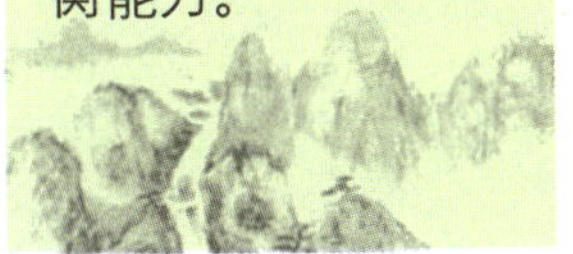

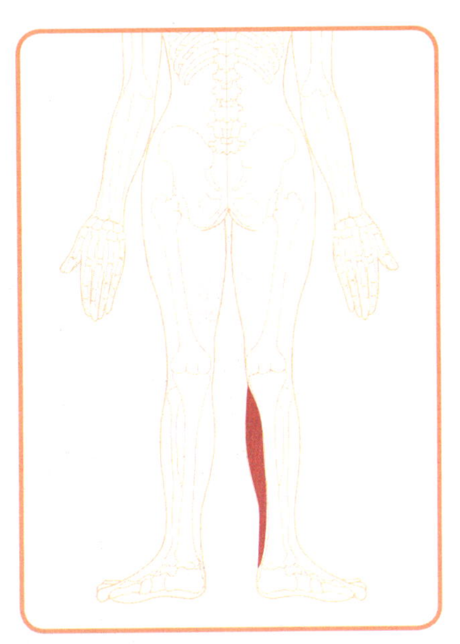

脚趾抓地、颠足可有效刺激足部经脉及小腿肌肉。

练习提示

背后七颠是八段锦中最后一式动作，同时也是对整套功法的调整与收息。这一式需要注意的是上提时要脚趾抓地，脚跟尽力抬起，两腿并拢，百会穴上顶，略有停顿并掌握好平衡。脚跟下落时，轻轻下震，同时沉肩舒臂，周身放松。

动作分解 1

头上顶
肩向下沉
提肛收腹
脚跟提起，
脚趾抓地
侧面

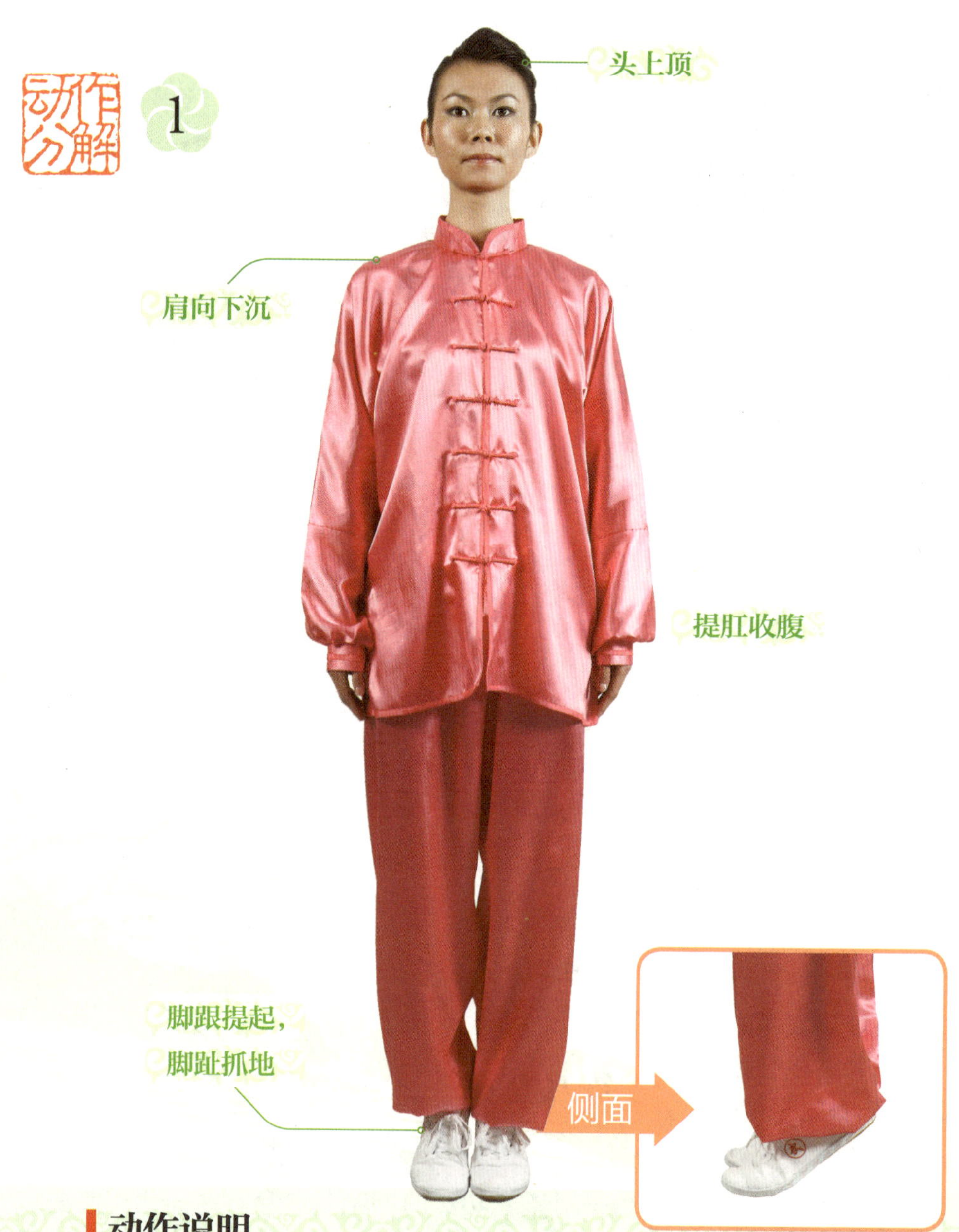

动作说明

两脚跟提起，头上顶，动作稍停；目视前方。

2

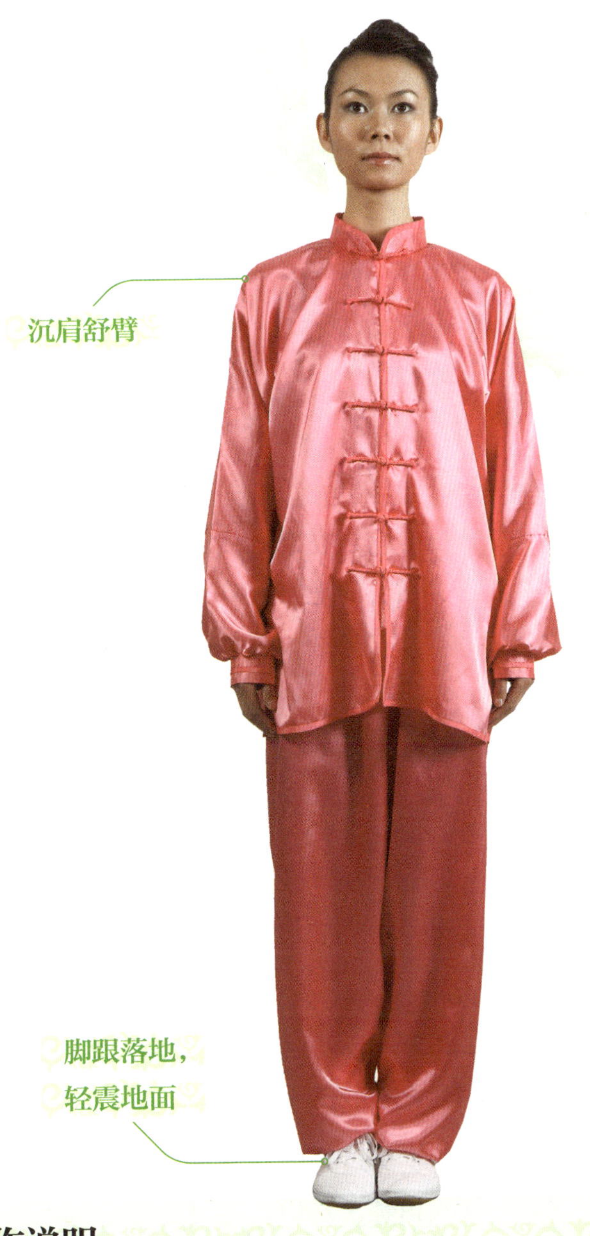

动作说明

两脚跟下落，轻震地面；本式一起一落为1遍，共做7遍。

收势

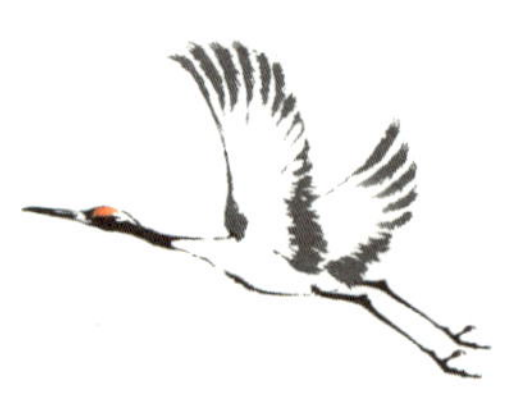

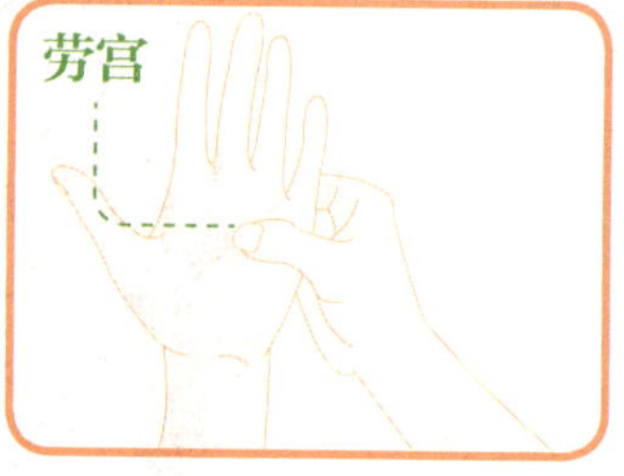

劳宫穴在掌心横纹中，屈指握拳时中指指尖贴着的地方。

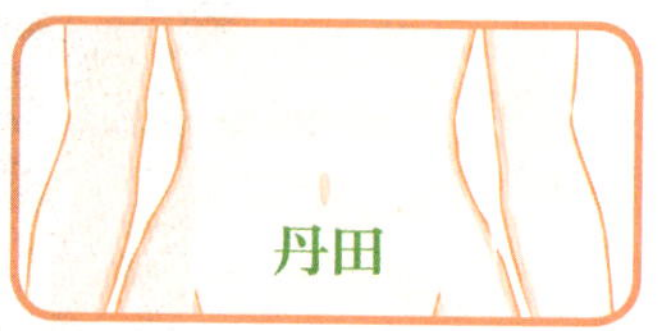

丹田位于小腹部脐下2寸到3寸之间。

文化内涵

收势是对整套功法的一个调节，使人从运动状态中安定下来，回顾内心，充分感受自己的身心状态。

功理功效

气息归元，肢体肌肉放松，保持心情愉悦轻松，从而进一步加强练功效果，逐渐恢复到练功前安静的状态。

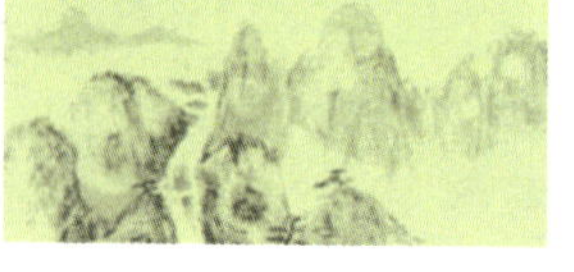

练习提示

收势过程中注意调节呼吸节奏，两掌内外劳宫穴相叠于丹田，周身放松，气沉丹田。收功时要注意体态安详，举止稳重，做一下整理活动，如搓手浴面和肢体放松动作，同时还可以想象自身处在和煦的阳光之中，沐浴春风。

动作分解 1

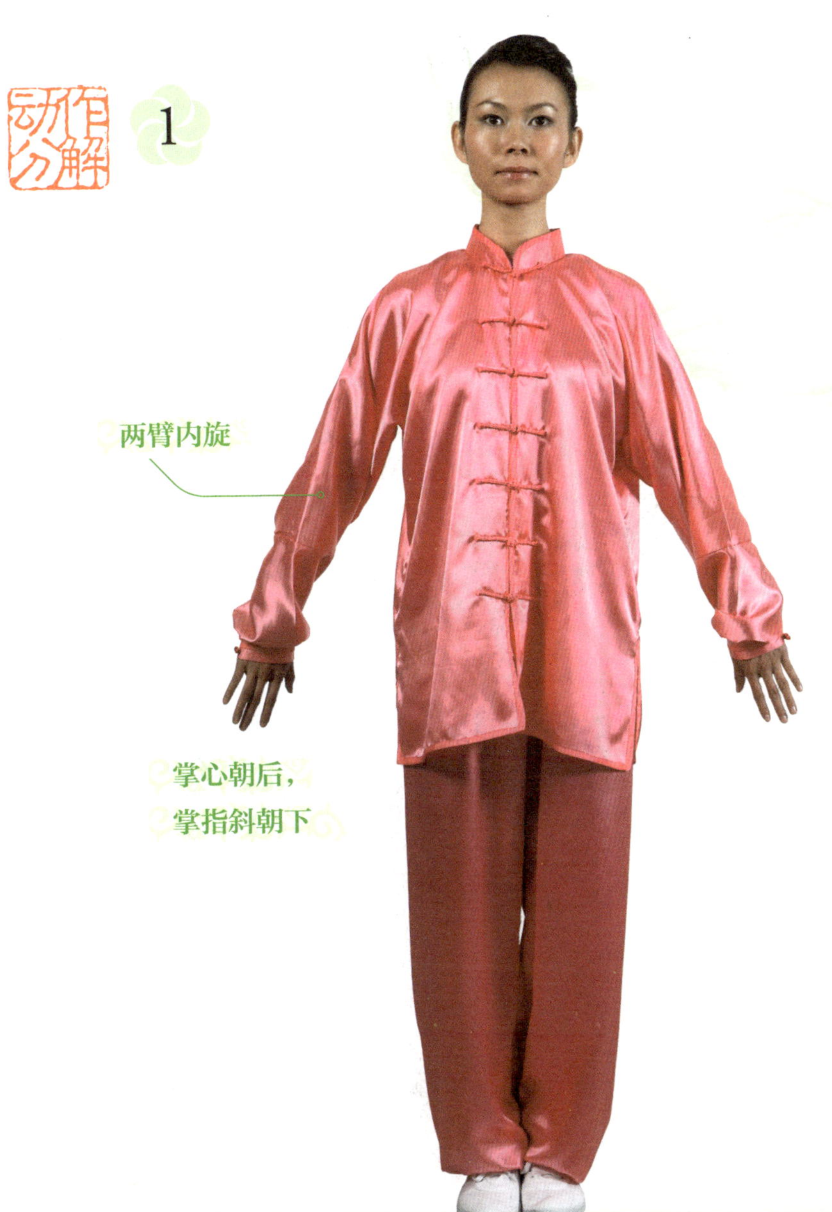

动作说明

两臂内旋，向两侧摆起与髋同高，掌心向后；目视前方。

2

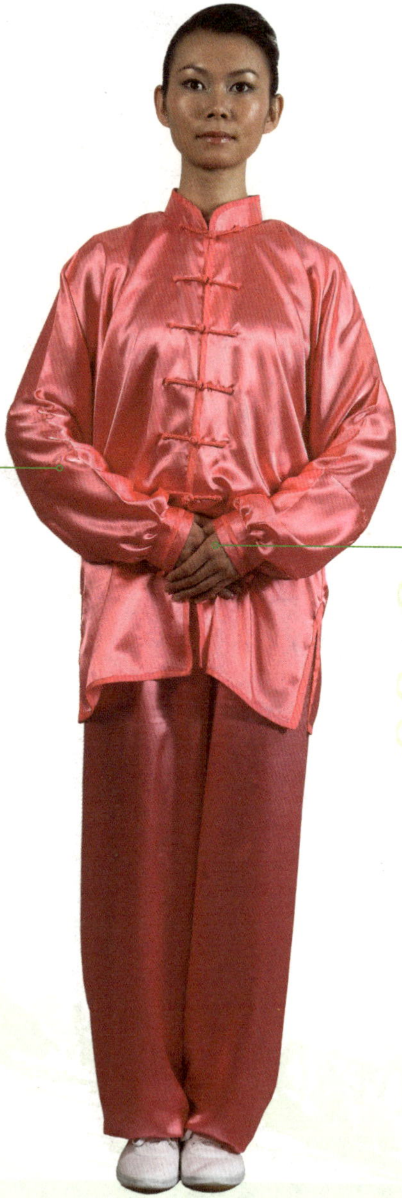

两臂屈肘

两掌叠于丹田

男性左手在内，
女性右手在内

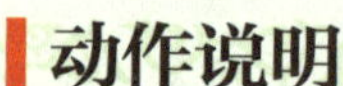

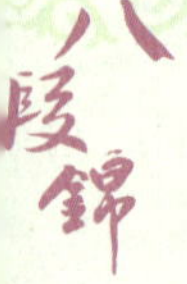

两臂屈肘，两掌相叠于腹部（男性左手在内，女性右手在内）；目视前方。

3

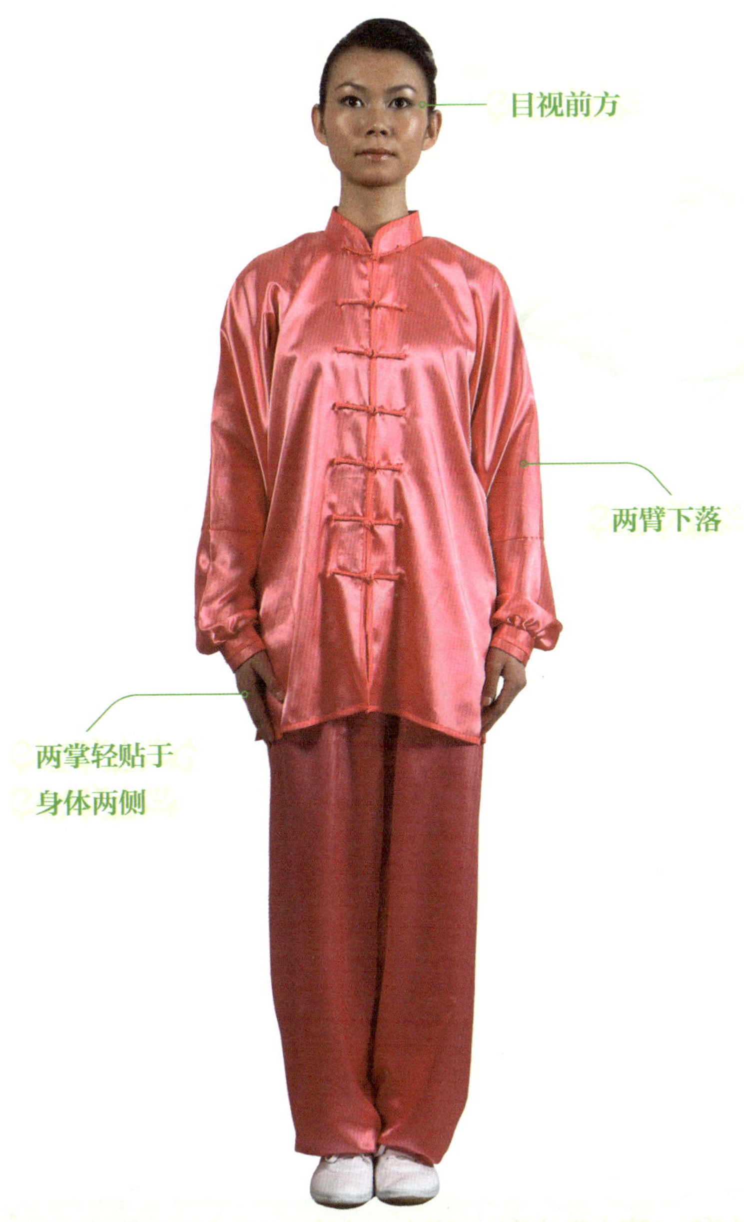

动作说明

两臂自然下落，两掌轻贴于身体两侧；目视前方。

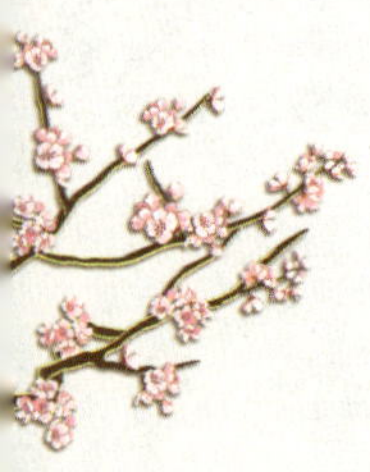

站势八段锦

口诀·口令

【预备势】

左脚开步，与肩同宽

屈膝下蹲，掌抱腹前

中正安舒，呼吸自然

心神宁静，意守丹田

【两手托天理三焦】

上托 下落

上托 下落

上托 下落

上托 下落

上托 下落

上托 下落

【左右开弓似射雕】

搭腕 开弓 并步

搭腕 开弓 并步

搭腕 开弓 并步

搭腕 开弓 并步

搭腕 开弓 并步

搭腕 开弓 并步

【调理脾胃需单举】

上举 下落

上举 下落

上举 下落

上举 下落

上举 下落

上举 下落

【五劳七伤往后瞧】

起身 后瞧 转正

起身 后瞧 转正

起身 后瞧 转正

起身 后瞧 转正

起身 后瞧 转正

起身 后瞧 转正

【摇头摆尾去心火】

上托 下按

右倾左旋 摇头摆尾

左倾右旋 摇头摆尾

右倾左旋 摇头摆尾

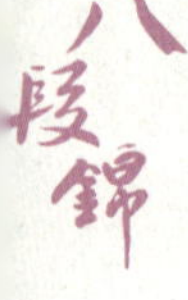

左倾右旋 摇头摆尾

右倾左旋 摇头摆尾

左倾右旋 摇头摆尾

上举 下按

【两手攀足固肾腰】

上举 下按

反穿摩运 攀足

上举 下按

反穿摩运 攀足

上举 下按

反穿摩运 攀足

上举 下按

反穿摩运 攀足

上举 下按

反穿摩运 攀足

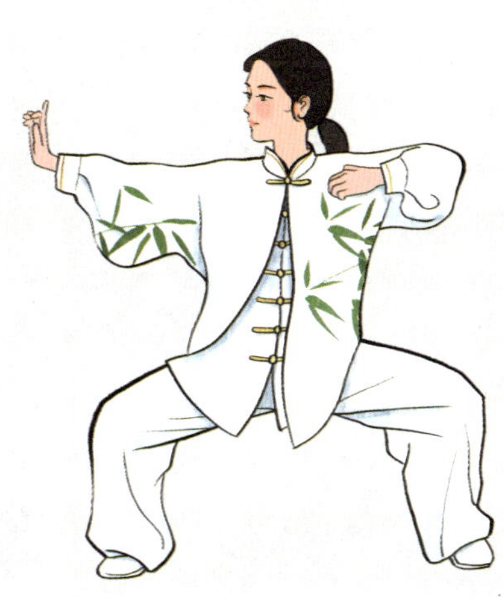

上举 下按

反穿摩运 攀足

上举 下按

【攒拳怒目增气力】

抱拳

攒拳怒目 抓握回收

攒拳怒目 抓握回收

攒拳怒目 抓握回收

攒拳怒目 抓握回收

攒拳怒目 抓握回收

攒拳怒目 抓握回收

【背后七颠百病消】

提踵 颠足

提踵 颠足

提踵 颠足

提踵 颠足

提踵 颠足

提踵 颠足

提踵 颠足

【收势】

两掌合于腹前 体态安详

周身放松 呼吸均匀

气沉丹田

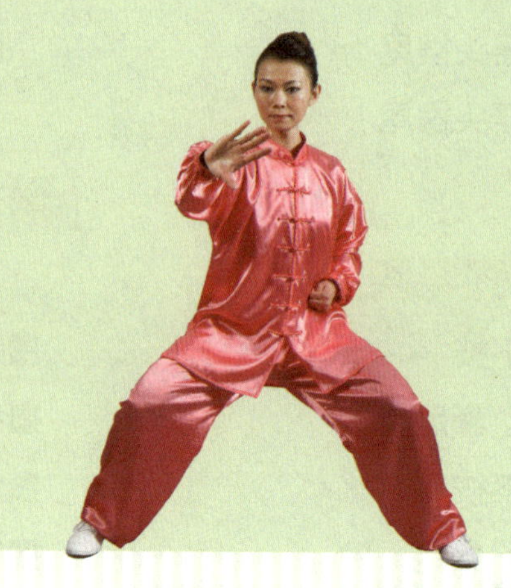

一学就会八段锦

文图提供

北京阳光图书工作室

功法演示

王凤华